Karola Berger

Gesund und schön mit

Schwarz-
kümmel

Mit wertvollen
mehrfach ungesättigten Fettsäuren
und natürlichen Vitaminen
vorbeugen und heilen

Urania

Inhalt

Inhalt

Schwarzkümmel – ein bewährtes Naturheilmittel

Gegen Ende des 20. Jahrhunderts lernen wir als mündige Patienten mehr und mehr, für uns selbst zu sorgen, uns auf intelligente Weise gesund zu erhalten und Krankheiten sinnvoll vorzubeugen. Im Schwarzkümmel hat man in den letzten Jahren ein Heilmittel wiederentdeckt, das uns auf diesem Wege ein Stück weiterbringt.

Das Schwarzkümmelöl, von dem in diesem Buch die Rede ist, wird nicht in chemischen Labors aus verschiedenen Rohstoffen synthetisch zuammengesetzt, sondern aus den Samen von Pflanzen gepreßt, die in freier Natur gewachsen sind. Bereits während des Wachstums, aber auch später bei der Ölgewinnung werden keine chemischen Mittel zugesetzt. Wir bekommen also ein absolut reines Naturprodukt in die Hand.

Heilpflanze aus dem Morgenland

Der Schwarzkümmel hat seine Heimat vornehmlich im Morgenland, in Ägypten, Syrien, der Türkei, Nordafrika, Arabien und Indien. Dort ist die Pflanze seit undenklichen Zeiten als Würz- und Heilmittel benutzt worden. Im Grab des ägyptischen Königs Tut-ench-Amun hat man ein Fläschchen mit Schwarzkümmel gefunden. Offenbar war der Schwarzkümmel so kostbar, daß der Pharao ihn auf seine Reise ins Jenseits mitnehmen sollte. Von den ägyptischen Königinnen Nofretete und Kleopatra weiß man, daß sie Schwarzkümmelöl zur Körperpflege benutzten.

Bereits vor 6000 Jahren kannten die Assyrer und vermutlich auch die Sumerer den Schwarzkümmel und dessen wohltuende Wirkung bei Erkrankungen von Magen, Augen, Ohren, Haut und Haaren. Die Ägypter benutzten Schwarzkümmel als Brotgewürz und zur besseren Verdauung nach festlichen Gelagen. Der Prophet Mohammed hat Schwarzkümmel sogar als Allheilmittel angepriesen, und die Araber setzten ihn bei der medizinischen Behandlung ihrer wertvollen Pferde ein. Der persische Arzt Avicenna empfahl Schwarzkümmel zur Entgiftung bei Hautleiden sowie gegen Darmparasiten, Fieber und Erkältungen. In Europa kannten bereits die alten Griechen Schwarzkümmel, und der Römer Plinius erwähnte ihn als Gegenmittel bei Skorpionstichen und Schlangenbissen.

Die Äbtissin und Heilkundige Hildegard von Bingen (1098–1179) sowie Hieronymus

Bock (1498–1554) beschrieben ihn in ihren Kräuterbüchern. Um 1600 wurde Schwarzkümmel in Deutschland auf Feldern angebaut. Er muß also einige Jahrhunderte hindurch in der Heilkunde von einigem Wert gewesen sein, bevor er völlig in Vergessenheit geriet.

HINWEIS

Schwarzkümmel hat nichts mit dem allbekannten Küchengewürz Kümmel zu tun, obwohl die Samen eine entfernte Ähnlichkeit aufweisen. Die Benennung stammt aus früheren Zeiten, als es noch keine allgemeingültige botanische Klassifizierung gab und man den weniger bekannten Schwarzkümmel manchmal mit Kümmel verwechselte.

Wiederentdeckung als Medizin

In Deutschland war es ein Pferd, das in jüngster Zeit das Comeback des Schwarzkümmels einleitete. Es gehörte der Tochter eines Arztes und war an Asthma erkrankt. Ein befreundeter Ägypter riet zu einer Behandlung mit Schwarzkümmel, den er aus seiner Heimat kannte. Und das half. Dieser Erfolg erregte natürlich Aufsehen; Schwarzkümmel wurde sofort zu einem Untersuchungsgegenstand des erwähnten Arztes, des Immunologen Dr. Schleicher.

In Deutschland und in den USA werden seit Jahren die Inhaltsstoffe des Schwarzkümmels wissenschaftlich erforscht, analysiert und an Hunderten von Patienten getestet. Während man in früheren Jahrhunderten nur die eigenen Heilerfahrungen überliefern konnte, werden heute mit wissenschaftlichen Methoden die Heilwirkungen von Pflanzen chemisch analysiert und auf ganz bestimmte Inhaltsstoffe zurückgeführt. Dadurch ist auch Schwarzkümmel als Heilmittel gezielt einsetzbar.

Angebaut wird der Schwarzkümmel hauptsächlich nach wie vor in den Mittelmeerländern, vor allem in Oberägypten, weil dort das Klima besonders heiß und trocken ist und dadurch die Pflanzen besonders gut gedeihen.

Auch Syrien ist von alters her ein Anbauland für Schwarzkümmel, vor allem die Gegenden zwischen Euphrat und Tigris und südlich von Damaskus. In diesen Gebieten gibt es keine Industrie, daher sind sie weitgehend frei von Umweltverschmutzung. In der Türkei liegt das Hauptanbaugebiet in Mittelanatolien. Hier sind es meist Kleinbauern, die die Pflanze auf ihren Feldern im Fruchtwechsel mit Kichererbsen und Linsen kultivieren. Schon aus Geldmangel sind sie nicht in der Lage, Kunstdünger oder Unkrautvernichtungsmittel zu kaufen. Sie wissen sehr wohl, daß der internationale Handel strenge Qualitätsvorschriften hat, und achten daher auf die Einhaltung des richtigen Erntezeitpunkts und eine saubere Ölgewinnung.

Arten und Inhaltsstoffe

Der Schwarzkümmel, aus dem heute die Heilmittel gewonnen werden, ist unter dem botanischen Namen *Nigella sativa* bekannt; er gehört – wie alle Schwarzkümmel-Arten – zu den Hahnenfußgewächsen.

Die Pflanze wird 30 bis 50 cm hoch, hat feingefiederte Blätter und weißliche Blüten. Seine Samen sind zunächst grün, später schwarz, und sie reifen in Kapseln heran, wie wir es vom Mohn her kennen.

Eine andere Schwarzkümmelart, *Nigella damascena,* auch unter der Bezeichnung Türkischer Schwarzkümmel bekannt, ist uns Mitteleuropäern vor allem als Gartenblume bekannt.

Es ist die »Jungfer im Grünen«, die mit ihren großen runden hellblauen Blüten und ihren filigranartig verzweigten Blättchen während der Blütezeit besonders hübsch aussieht. Ihre Samen riechen nicht so streng wie die von *Nigella sativa,* sondern mehr nach Erdbeeren.

Sodann gibt es noch den Acker-Schwarzkümmel, *Nigella arvensis,* der kleiner und buschiger ist und vor allem als Unkraut auf Feldern vorkommt.

Über hundert verschiedene Wirkstoffe

Der Schwarzkümmel enthält eine Kombination von Wirkstoffen, die die unterschiedlichsten Körperfunktionen beeinflussen. Den weitaus größten Anteil haben die mehrfach ungesättigten Fettsäuren, Linolsäure (50–60 %), Ölsäure (20–25 %) und geringere Mengen anderer Fettsäuren. »Ungesättigt« heißt, daß diese Säuren – im Gegensatz zu den gesättigten – im Körper Verbindungen mit anderen Stoffen eingehen, vor allem mit solchen, die in ungebundener Form für den Körper schädlich sind. **Linolsäure** stärkt das Immunsystem, d.h. das Abwehrsystem des Körpers. **Ölsäure** vermindert zusammen mit den anderen ungesättigten Fettsäuren den Cholesteringehalt des Blutes. Die **Linolensäure** trägt zur Bekämpfung von Allergien bei.

HINWEIS

Die beiden Schwarzkümmel-Arten Nigella damascena *und* Nigella arvensis *haben nicht dieselbe Fülle an Inhaltsstoffen wie der echte Schwarzkümmel; daher werden sie auch nicht als Heilpflanzen genutzt.*

Die **11Eicosensäure** (ca. 5 %) stärkt die Zellmembranen und macht sie elastisch. Mit Hilfe der ungesättigten Fettsäuren werden im Körper die schnell vergehenden **Prostaglandine** laufend neu gebildet. Diese wirken entzündungshemmend, erweitern die Blutgefäße, regen den Kreislauf an.

Ferner enthält Schwarzkümmel u.a. Melanin, verschiedene Oxide, Limonen, Myrcen, Arachidonsäure, Sesquiterpene, Sabinen, Sabinenhydrate, Terpen-Alkohole, Ketone. Insgesamt sind bis jetzt etwa hundert Inhaltsstoffe bekannt. Es ist nicht ausgeschlossen, daß noch weitere gefunden werden. In Tausenden von Versuchen hat man bisher keinerlei schädliche Nebenwirkungen feststellen können. Das bedeutet, daß Schwarzkümmel äußerst bekömmlich ist und ohne Bedenken eingenommen werden kann.

Es ist also nachgewiesen, daß Schwarzkümmel nicht nur gegen bestimmte Krankheiten heilsam wirkt, sondern ein ganzes Bündel von Heilstoffen enthält, so daß man in ihm ein Medikament mit einem breiten Wirkungsspektrum sehen kann. Wo welche Inhaltsstoffe wirksam werden, wird in den folgenden Kapiteln ausführlich geschildert. Zusammenfassend seien hier noch einmal die wichtigsten Eigenschaften des Schwarzkümmels genannt: Er wirkt schmerzlindernd, entzündungshemmend, harntreibend, krampflösend, potenzsteigernd und verdauungsfördernd.

Weitere wichtige Inhaltsstoffe:

→ **Nigellon** *erweitert die Bronchien und erleichtert die Atmung bei Asthma, Bronchitis und Husten.*

→ **Nigellin** *hilft als Bitterstoff bei der Verdauung (ähnlich dem Wermut, dessen verdauungsfördernde Wirkung ja sprichwörtlich ist).*

→ **Nigellin** *hilft auch bei Rheumatismus.*

→ **Saponine** *lösen den Schleim bei Husten und Bronchitis und bewahren vor Herzinfarkt.*

→ **Gerbstoffe** *bilden eine Schutzschicht gegen Entzündungen und werden daher zur Wundbehandlung eingesetzt.*

→ **Thymochinon** *wirkt desinfizierend und bakterientötend.*

→ **Thymohydrochinon** *reguliert die Gallensekretion und erleichtert die Verdauung.*

→ **Ubichonon,** *besser unter dem Namen Coenzym Q_{10} bekannt, unterstützt die Zellatmung und ist für die Bildung von Körperenergie zuständig.*

→ **Beta-Systosterin** *senkt den Cholesterinspiegel.*

Vorbeugende und heilende Wirkungen

Stärkung des Immunsystems

In jeder Sekunde unseres Lebens versuchen Bakterien, Viren und Pilze in unseren Körper einzudringen und dort Krankheiten zu verursachen. Dem Organismus steht jedoch eine schlagkräftige »Armee« von Abwehrzellen zur Verfügung.

Das Immunsystem

Das Immunsystem wird getragen von einer Gruppe weißer Blutkörperchen, den Lymphozyten. Unter diesen gibt es die B-Lymphozyten, die Antikörper gegen Krankheitskeime bilden, und die T-Lymphozyten, die sogenannten Killerzellen. Sie vernichten die eindringenden Krankheitskeime wie beispielsweise Mikroben, Viren oder Pilze. Etwa 10 % der Abwehrzellen sind ständig im Blut unterwegs wie Polizisten auf ihrem Reviergang. Bei Gefahr rufen sie ihre Kollegen zu Hilfe. Sind die Krankheitskeime überwältigt, werden sie in den Lymphknoten gesammelt und durch das Lymphsystem aus dem Körper transportiert. In der Milz und im Knochenmark werden ständig neue Abwehrzellen gebildet. In der Thymusdrüse und den Lymphknoten werden weitere Abwehrzellen auf Abruf bereitgestellt.

Bekämpfung von Bakterien und Viren
Vereinfachtes Ablaufschema:

1. *Krankheitskeime dringen in den Körper ein.*

2. *Wächterzellen bemerken die Eindringlinge und »schlagen Alarm«. Daraufhin treten Abwehr-, Freß- und Killerzellen auf den Plan.*

3. *Sie stürzen sich auf die Angreifer, um diese zu vernichten. Viele Krankheitskeime werden getötet.*

4. *Einige Eindringlinge setzen sich jedoch im Körper fest. Der Organismus erkrankt.*

5. *Schwarzkümmel ist in der Lage, zahlreiche Krankheitskeime zu besiegen und mit den roten Blutkörperchen zerstörte Zellen wieder aufzubauen.*

Immunschwäche

Von einer Abwehrschwäche oder Immunschwäche sprechen wir, wenn nicht genügend Lymphozyten vorhanden sind und der
Körper sich nicht ausreichend gegen krank-
machende Einflüsse von außen wehren
kann, wie z.B. gegen Umweltgifte, Mikroben oder Viren. Wenn also ein Mensch dau-
ernd krank wird oder sich ständig erkältet,
leidet er an einer Immunschwäche. Dieser
Zustand ist in den letzten Jahren vor allem
durch die Immunschwächekrankheit AIDS
bekannt geworden.

Eine Immunschwäche wird verstärkt durch
Übergewicht und ungesunde Ernährungs-
gewohnheiten, aber auch durch Streß,
Bewegungsmangel, Schock oder psychische
Belastungen.

Diese Faktoren können die Bildung neuer
Abwehrzellen behindern. Typische Krankheitserscheinungen bei Abwehrschwäche
sind z.B. Neurodermitis, Leistungsschwäche,
Fieber oder Asthma.

Körperabwehr gegen Krankheitskeime

Wenn wir regelmäßig Schwarzkümmel einnehmen, stärken wir dadurch das körperei-
gene Immunsystem, denn Schwarzkümmel
bindet Schadstoffe und stärkt die Abwehrzellen.

Die Linolsäure im Schwarzkümmel hilft
dem Körper, Prostaglandine zu bilden.

Unter dem Einfluß von Prostaglandin E1
vermehren sich deutlich die Lymphozyten
und die Phagozyten (Freßzellen), welche
Bakterien, Viren und Pilze vernichten und
so den Körper schützen. Diese Vorgänge
werden von der Immunologie, einem Zweig
der Medizin, wissenschaftlich untersucht.
Dazu gehört auch die Krebsforschung.

HINWEIS

*Krebsforschungsinstitute haben festgestellt,
daß Schwarzkümmel die Krebsauslöser
bekämpft, ja sogar ein stark gestörtes
Immunsystem wieder normalisieren kann.*

Lindernd bei Allergien

Bei Allergien zeigen sich Krankheitsbilder,
die infolge äußerer Reize ganz plötzlich auftreten und bei Entfernung des Reizes auch
wieder verschwinden. So hat **Heuschnupfen**
z.B. nichts mit einem »echten« Schnupfen zu
tun. Er kann entstehen, wenn ein Allergiker
den Blütenstaub (Pollen) einer bestimmten
Pflanze einatmet. Der Körper reagiert dann
mit Niesreiz, die Augen beginnen zu tränen,
die Schleimhäute schwellen an und sondern
Flüssigkeit ab, und oft ist auch die Atmung
behindert. Dabei handelt es sich um eine an
sich unnötige starke Abwehrreaktion des
Körpers auf harmlose Stoffe. Man könnte
sagen, daß die Abwehrzellen Amok laufen.
Schwarzkümmel wirkt in solchen Fällen
harmonisierend auf das Immunsystem:

◗ Er läßt die Schleimhäute abschwellen und lindert den Juckreiz.

◗ Das mit seiner Hilfe im Körper erzeugte Prostaglandin E1 hemmt die Ausschüttung von allergieauslösenden Botenstoffen, so daß die allergischen Reaktionen unterbunden werden.

◗ Eine Langzeitbehandlung mit Schwarzkümmel kann auch verhindern, daß aus einer Allergie ein chronisches Asthma wird.

Neurodermitis ist ebenfalls eine allergische Erkrankung, d.h. auch hier reagiert das Immunsystem übertrieben. Neurodermitis zeigt sich in roten juckenden Hautausschlägen und dauert meistens recht lange.

Bei einer Untersuchung des Immunologen Dr. Schleicher wurden 70 % der Testpatienten – u.a. auch Neurodermitiker und Pollenallergiker – durch Einnehmen von Schwarzkümmel geheilt. Dr. E. Armano berichtet in seinem Buch (siehe Literaturverzeichnis) von einer Neurodermitis-Patientin, die nach mehr als zwanzig Jahren vergeblicher Behandlung endlich durch Anwendung von Schwarzkümmel geheilt wurde.

WICHTIG

Durch Einnehmen von Schwarzkümmel wird das Immunsystem normalisiert, der Juckreiz gelindert und die Bildung neuer Haut unterstützt.

Wirksamer Hautschutz

Die Haut umgibt unser Körperinneres wie ein Schutzmantel, der es vor mechanischen Einwirkungen wie Druck und Stoß sowie vor Krankheitserregern und ätzenden Stoffen wie z.B. Reinigungsmitteln oder Giften bewahrt. Die Haut ist flächenmäßig unser größtes Organ und besteht aus drei Schichten. Die Unterhaut wird bis zu einem Zentimeter dick und speichert Nährstoffe sowie Flüssigkeiten für die Zellen. Darüber liegt die Lederhaut, sie macht das Gewebe elastisch und reißfest, weil sie aus vielen ineinander verflochtenen Faserbündeln besteht.

Als oberste Schicht kommt die Oberhaut unmittelbar mit der Außenwelt in Berührung. Sie ist kaum ein Zehntel Millimeter dick. Ständig sterben Hautzellen ab und werden abgestoßen. Um sie zu ersetzen, bilden sich in der Unterhaut neue Hautzellen, die nach oben wandern. Die Inhaltsstoffe des Schwarzkümmels beschleunigen diesen Prozeß und verhelfen so geschädigten Hautpartien zu schneller Heilung.

Schädigungen der Haut werden beispielsweise durch **Akne, Pickel und Ekzeme** sichtbar. Sie entstehen, wenn die Talgdrüsen der Haut verstopft sind und sich entzünden. Das im Schwarzkümmel enthaltene Thymochinon bekämpft die Entzündungsneigung, mindert den Juckreiz und trägt zur Heilung bei.

Bei **Schuppenflechte (Psoriasis)** zeigt die Haut ein gerötetes, schuppiges Aussehen, das ebenfalls mit starkem Juckreiz verbunden ist. Hier hilft Einreiben mit Schwarzkümmelöl, besonders in seiner ozonisierten Form. (Man kann das Öl in einer Naturheilpraxis ozonisieren lassen.)

Wohltuend für die Atemwege

Als Atemwege bezeichnet man diejenigen Organe, durch die der Atem aus der Luft geholt und zur Lunge gebracht wird, also Nase oder Mund, Rachen, Luftröhre und Bronchien. Dieser Weg kann bereits am Körpereingang – nämlich in der **Nase** – verstopft sein. Wir alle haben das schon bei einem **Schnupfen** erfahren: Die Nasenschleimhäute schwellen an, und wir bekommen keine Luft mehr. Die Natur selbst versucht, durch Niesen die entstehenden Sekrete zu beseitigen. Manchmal entwickelt sich aus der Erkältung eine

Nebenhöhlenentzündung, d.h. die Wände der Hohlräume neben und über der Nase entzünden sich und füllen sie mit Schleim. Schwarzkümmel kann Schnupfen und Nebenhöhlenentzündungen zum Stillstand bringen, indem er die Körperabwehrzellen stärkt, welche die eingedrungenen Bakterien oder Viren bekämpfen. Seine Wirkstoffe lösen den Schleim, dämpfen den Schmerz, lassen die Schleimhäute abschwellen und beruhigen sie.

Nachdem die Atemluft die Nase passiert hat, fließt sie durch den Rachen in die **Luftröhre.** Auch dort kann sie aufgehalten werden, wenn z.B. ein rauhes und trockenes Gefühl im Rachen und an den Innenwänden der Luftröhre einen Hustenreiz auslöst. **Husten** ist ein Reflex, mit dem der Körper die Atemwege von Schleim oder anderen Fremdkörpern befreien will. Schwarzkümmel wirkt beruhigend auf die Zellen der Luftröhre und stoppt den Hustenreiz.

Aus der Luftröhre fließt der Atem in die **Bronchien,** das sind die Verästelungen, die in die einzelnen Lungenlappen führen und die Atemluft zu den Lungenbläschen leiten. Wenn diese Bronchien sich entzünden, z.B. infolge einer Erkältung, sprechen wir von **Bronchitis.** Sie verursacht Schmerzen in der Brust, Husten und oft auch einen schleimigen Auswurf. Da Schwarzkümmel Entzündungen bekämpft, kann er auch bei Bronchitis Erleichterung bringen.

Besonders schnell wirkt das ätherische Schwarzkümmelöl, wenn seine Wirkstoffe durch Inhalieren direkt in die Bronchien gebracht werden.

Eine allergische Erkrankung der Atemwege, die anfallartig auftritt, ist das **Asthma**. Die Muskeln im Brustbereich verkrampfen sich und verengen dadurch die Bronchien. Atemnot tritt ein, die Schleimhäute schwellen an, und es kann zu Husten mit Auswurf kommen. Die im Schwarzkümmel enthaltenen Stoffe Nigellon und Thymochinon bringen schnell Linderung, indem sie die Bronchien erweitern, die Muskeln entkrampfen und den Schleim lösen.
Dr. E. Armano berichtet in seinem Buch (siehe Literaturverzeichnis im Anhang) über den ehemaligen Bundesinnenminister Friedrich Zimmermann, daß er nach eigenen Aussagen durch Schwarzkümmel vom Asthma geheilt wurde.

Wenn am Ende des Weges die Atemluft in den Millionen von **Lungenbläschen** angekommen ist, tritt sie dort durch die Wände der Bläschen in das Blut über. Auch diese Lungenbläschen können erkranken. Bei einem **Lungenemphysem** werden ihre Wände mit der Zeit immer dünner und lösen sich schließlich ganz auf, so daß anstelle von vielen Bläschen nur noch eine einzige schlaffe Hülle übrigbleibt, die nicht mehr so viel Atemluft fassen kann, wie für eine ausreichende Sauerstoffversorgung des Körpers notwendig ist. Der Mensch leidet dann, besonders bei Anstrengung, an Atembeschwerden.

Die im Schwarzkümmel enthaltenen Stoffe Nigellon und Thymochinon lindern auch diese Atemwegserkrankung, indem sie die Bronchien beruhigen und die Muskeln entspannen, so daß das Atmen dem Patienten leichter fällt.

Belebend für den Kreislauf

Der Blutkreislauf ist das Transportsystem unseres Körpers, das z.B. den eingeatmeten Sauerstoff an alle Körperzellen verteilt, das Kohlendioxyd aus den Zellen einsammelt und wieder an die Außenluft befördert. Es bringt die von Magen und Darm bereitgestellten Nahrungsbausteine dorthin, wo sie benötigt werden.

Die Adern dieses Kreislaufsystems sind – wie alle Leitungen – hohl. Sie sind aber nicht – wie z.B. unsere Wasserleitungen – aus starrem Material, sondern ihre Wände sind elastisch, so daß sie sich ausdehnen und zusammenziehen können. Leider bleibt das nicht immer so, sondern bei vielen Menschen machen mit zunehmendem Alter Cholesterin- und Kalkablagerungen an den Innenwänden die Adern hart und starr, so daß im schlimmsten Fall das ganze Transportsystem zusammenbricht. Dann kann der Körper nicht überleben.

Cholesterin wird abgebaut

Normalerweise wird schädliches Cholesterin von weißen Blutkörperchen, den Freßzellen, vernichtet. Ist jedoch zuviel Cholesterin im Blut, können die Freßzellen es nicht restlos beseitigen, und es lagert sich an den Innenwänden der Blutgefäße ab. Dadurch werden die Blutgefäße immer starrer und enger, es kann immer weniger Blut hindurchfließen.

Diese Versteifung und Verengung, die durch Kalkablagerungen noch verstärkt wird, nennt man medizinisch **Arteriosklerose.**

Bei einer ärztlichen Blutuntersuchung wird auch der Cholesteringehalt festgestelllt.

Schwarzkümmel enthält besonders viele ungesättigte Fettsäuren. Um Kreislauferkrankungen zu heilen – oder noch besser ihnen vorzubeugen –, sollte man Diät halten und regelmäßig Schwarzkümmel einnehmen. Schwarzkümmelsamen lassen sich auch gut Salaten, Aufläufen und Suppen als Gewürz beifügen. In den Samen ist der

TIP

Wieviel Cholesterin wir im Blut haben, hängt ganz entscheidend von unserer Ernährung ab: Der Cholesteringehalt erhöht sich, wenn wir mit der Nahrung in erhöhtem Maße **gesättigte Fettsäuren** *zu uns nehmen; diese sind z.B. in der Butter, im Käse, in Kokosfett, in Schweineschmalz, Speck und fettem Fleisch enthalten. Der Cholesteringehalt nimmt ab, wenn wir* **mehrfach ungesättigte Fettsäuren** *mit der Nahrung aufnehmen, die wir z.B. in Fisch, grünem Gemüse und Ölsamen finden.*

cholesterinsenkende Wirkstoff Beta-Sitosterin enthalten.

Arteriosklerose

Arteriosklerose kann lebensgefährlich werden, weil sie den gesamten Blutkreislauf zum Erliegen bringen kann, wenn sich an einer Stelle die Adern ganz geschlossen haben. Es können aber auch nur einzelne Körperteile betroffen sein. Wenn z.B. die Gehirndurchblutung gestört ist, können Kopfschmerzen, Schwindelanfälle, Ohrgeräusche oder Schlafstörungen auftreten. Durchblutungsstörungen in den Nieren können zu Nierenversagen führen. In all diesen Fällen kann Schwarzkümmel den Zustand verbessern, weil die in ihm enthaltenen Stoffe Nigellon und Thymochinon die Blutgefäße erweitern. Damit verbessert sich auch die Durchblutung, und der Blutdruck sinkt.

Unterstützend für den Stoffwechsel

Unter Stoffwechsel verstehen wir die Umwandlung der Nahrung in Stoffe, die von der einzelnen Zelle aufgenommen und genutzt werden können. Diese Umwandlung leistet unser Verdauungssystem. Die Verarbeitung beginnt im Mund mit der Zerkleinerung und Einspeichelung der Nahrung. Durch die Speiseröhre gelangt der Nahrungsbrei in den **Magen,** wo er durch Magensäfte vorverdaut wird. Störungen des Magens können als Erbrechen, Geschwüre oder Magenschmerzen auftreten. Dabei kann Schwarzkümmelsamen Linderung bringen, und zwar einmal durch die Beseitigung von Infektionen und zum andern durch die entkrampfende Wirkung.

Der nächste Schritt des Verdauungsvorgangs spielt sich im **Zwölffingerdarm** ab, wo die Nahrung in Eiweiße, Fette und Kohlenhydrate zerlegt wird. **Leber und Galle** sorgen vorwiegend für die Fettverdauung, die **Bauchspeicheldrüse** schickt Insulin und Bauchspeichel in den Zwölffingerdarm und sorgt für die Verdauung der Kohlenhydrate (Stärke und Zucker).

Die häufigste Erkrankung im Zusammenhang mit der Bauchspeicheldrüse ist der **Diabetes mellitus** (die Zuckerkrankheit). Von Diabetes spricht man, wenn die Bauchspeicheldrüse nicht mehr fähig ist, genügend Insulin auszuschütten. Dann bleibt zuviel Zucker im Blut, was zu einem Kreislaufzusammenbruch führen kann. Regelmäßig eingenommener Schwarzkümmel kann bei Diabetes den Blutzuckergehalt senken und normalisieren. Durch den Inhaltsstoff Thymochinon regt Schwarzkümmel auch den Gallenfluß an.

Nachdem der Nahrungsbrei den Zwölffingerdarm durchlaufen hat, tritt er in den **Dünndarm** ein. Dort wird die Nahrung noch weiter chemisch aufgeschlossen und verflüssigt, so daß sie durch die Darmwände ins Blut übertreten und zu den einzelnen Zellen transportiert werden kann. Die Därme können an Darmentzündungen oder Darmpilzen erkranken, was sich in Form von Bauchschmerzen, Blähungen, Durchfall oder Verstopfung äußert. Solche Beschwerden mögen durch nervöse Anspannung entstehen (z.B. vor Prüfungen), durch eine Infektion oder durch falsche Ernährung.

Auf dem Weg vom Mund durch Speiseröhre und Magen gelangen mit den Nährstoffen alle möglichen Bakterien und Schadstoffe in den Darm. Aber Schwarzkümmel stärkt die »Kampfkraft« des Immunsystems, so daß mit diesen Bakterien und anderen Krankheitskeimen kurzer Prozeß gemacht wird.

Dauergäste im Darm sind auch Tausende von gutartigen und hilfreichen Bakterien. Sie bilden die sogenannte Darmflora, helfen bei der Verdauung und wehren schädliche Bakterien ab. Sie werden durch Einnehmen von Schwarzkümmelsamen in ihrer Arbeit unterstützt.

Am Ende des Darms werden die übriggebliebenen Abfallstoffe ausgeschieden. Flüssigkeiten werden durch **Nieren und Blase** entsorgt. Nieren- und Blasenentzündungen können – wie alle Entzündungen – durch Schwarzkümmel bekämpft werden. Wenn Schwarzkümmelöl regelmäßig eingenommen wird, befreit es die Nieren von Nierengrieß. Gegen Nierensteine helfen besser Schwarzkümmelsamen.

Pflegend für Haut und Haare

Der Überlieferung nach wurde der ebenmäßige Bronzeteint der ägyptischen Königinnen durch Behandlung der Gesichtshaut mit Schwarzkümmelöl erreicht. Dieses Öl kann auch heute zur Hautreinigung verwendet werden, es wirkt vitalisierend und entspannend, was besonders für die alternde, empfindliche und müde Haut vorteilhaft ist. Die Wirkung wird noch verstärkt durch regelmäßiges Einnehmen von Schwarzkümmel, wodurch alle Körpervorgänge harmonisiert werden und die Haut ein glattes und elastisches Aussehen bekommt. Denn auch durch die Anwendung von innen wird die Zellalterung verlangsamt und die Zellerneuerung gefördert. Wie man mit Schwarzkümmel darüber hin-

aus die verschiedensten Hautkrankheiten heilen kann, wurde schon im Abschnitt »Wirksamer Hautschutz« (Seite 10) ausführlich beschrieben. Die Anwendungsmöglichkeiten des Schwarzkümmels bei der Körperpflege sind vielfältig. Im Orient sind viele Rezepte von alters her überliefert, und im heutigen Ägypten gibt es beim Friseur und in Parfümerien ein breites Angebot an Schönheitsmitteln auf Schwarzkümmelbasis, so z.B. Massageöle, Haarpflege- und Haarwuchsmittel, Gesichtsmasken sowie Mittel gegen Ungeziefer. Mit ein bißchen Experimentierfreude können auch Sie sich solche Mittel selbst herstellen. Anleitungen dazu sind im Nachschlageteil ab Seite 30 aufgeführt.

Stabilisierend für das Selbstvertrauen

Da Schwarzkümmel unser Immunsystem so beeinflußt, daß wir weniger krank werden, fühlen wir uns natürlich kräftiger und den Anforderungen des Alltags besser gewachsen. Da Schwarzkümmel den Blutdruck senkt, können wir gelassener und ruhiger unsere Probleme bewältigen. Und wenn Schwarzkümmel unserer Haut ein jugendlicheres Aussehen gibt, gefallen wir uns selbst und unseren Mitmenschen besser. All diese positiven Wirkungen führen automatisch zu mehr Selbstvertrauen, und das tut der Seele gut. Das ätherische Öl hat darüber hinaus, wenn es regelmäßig inhaliert wird, einen stabilisierenden Einfluß auf das vegetative Nervensystem und bewirkt eine seelische Harmonisierung.

Zusammenfassung

Alle auf den vorhergehenden Seiten beschriebenen Körperprozesse dienen nur dem einen Zweck, jede einzelne Zelle zu versorgen und wachsen zu lassen. Denn unser Körper besteht aus nichts anderem als aus Zellen lebendigen Gewebes. Sie sind es, für die wir die Nahrung zu uns nehmen und auch den Sauerstoff. Sie schützen uns vor Krankheit und sorgen alle miteinander dafür, daß wir uns bewegen und unsere Arbeit tun können.

Selbstverantwortung übernehmen heißt daher für uns heutige Menschen, daß wir für unsere Zellen sorgen. Wir müssen z.B. für die Zellen unseres **Verdauungssystems** sorgen, indem wir ihnen keine belastenden oder unverdaulichen Speisen zumuten, wie z.B. zuviel Fett, Fast food, zuviel Süßigkeiten, schlecht gekaute Nahrung, zu kalte oder zu heiße Speisen. Die Verdauungsorgane arbeiten am besten, wenn die Nahrung einen Anteil an Faserstoffen enthält, wie sie z.B. in frischem Obst und Gemüse

Schwarzkümmel wirkt auf große Bereiche des Körpers ein, nämlich auf:

das Immunsystem,	das ist die Polizeitruppe des Körpers,
den Blutkreislauf,	das Transportsystem des Körpers,
das Verdauungssystem,	das die Nahrung verwertet,
den Atemapparat,	der für den Gasaustausch im Körper sorgt.

Wenn eines dieser Systeme gestört und in seiner Funktion behindert ist, ist der ganze Körper krank.

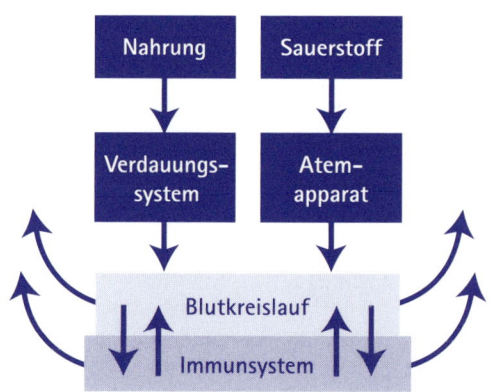

enthalten sind. Wir erleichtern Magen und Darm die Arbeit, wenn wir ihnen möglichst naturbelassene Nahrung anbieten und nicht zu fein ausgemahlenes Mehl, das noch Vitamine und Mineralien aus der Getreidepflanze enthält. Wenn wir lernen, sorgfältig auf unseren Körper zu hören, spüren wir automatisch, was ihm bekommt und was nicht.

Wir tun den Zellen der **Atemwege** gut, wenn wir sie alle benutzen und nicht nur einen Teil, d.h. wir sollten möglichst häufig tief aus- und einatmen und dabei den Atem durch Vorwölben des Bauches tief nach unten ziehen. Sport ist u.a. auch deswegen so gesund, weil die Anstrengung uns zwingt, für eine Weile tief und kräftig zu atmen, so daß die gesamte Lunge richtig »durchgepustet« wird. Natürlich sollten wir dazu möglichst frische Luft benutzen, also Wald- oder Berg- bzw. Seeluft, und nicht eine Luft, die mehr Autoabgase enthält als Sauerstoff. Denn Sauerstoff ist ja das, was die Zellen zum Leben und Wachsen brauchen und was ihnen durch die Lunge und den Blutkreislauf zugeführt wird. Sie können selbst spüren, wann Sie vor lauter Lufthunger ins Freie hinaus müssen und wann es für Sie genug ist.

Für unseren **Blutkreislauf** können wir ebenfalls durch Sport etwas tun, zumindest durch tägliches Gehen und Radfahren. Dadurch wird mehr Blut durch die Adern gepumpt, weil ja die Zellen während der sportlichen Betätigung mehr Sauerstoff brauchen. Auch werden die Muskeln abwechselnd angespannt und entspannt, und das wirkt sich auf die Blutgefäße aus, die durch diesen Wechsel elastisch bleiben. Ständiges Sitzen, Stehen oder Liegen läßt die Blutgefäße erschlaffen.

Das **Immunsystem** schließlich wird schon allein durch richtige Ernährung und Atmung unterstützt, denn beides stärkt ja die Zellen, so daß sie nicht so leicht Krankheitskeimen zum Opfer fallen. Zum andern kommen auch den Abwehrzellen Ernährung und Atmung zugute, so daß sie ihren Dienst optimal erfüllen können. Darüber hinaus sollten wir das Immunsystem nicht unnötig durch (Genuß-)Gifte oder durch Aufenthalt in ungesunder Umgebung belasten. Mit normalen Verhältnissen wird das Immunsystem gut fertig, ja, es braucht sie sogar zur Abhärtung. Amerikanische Studien haben gezeigt, daß Kinder, die in keimfreier Umgebung aufgezogen werden, denen man sich nur mit Mundschutz und Handschuhen näher und deren Nahrung stets abgekocht wird, viel leichter einer Krankheit zum Opfer fallen als normal aufgewachsene Kinder. Versuchen Sie, ein gesundes Mittelmaß zu finden!

Biologischer Anbau und Produktherstellung

Das Rohprodukt Schwarzkümmel

Die Schwarzkümmelpflanzen, aus denen das Öl gewonnen wird, werden auf Feldern angebaut, und zwar in Ägypten, Syrien, der Türkei, im Sudan, Iran, Irak, in Indien, Äthiopien und Pakistan. Das Klima muß warm und sonnig sein, der Boden nicht zu schwer. Natürlich dürfen die Felder nicht chemisch gedüngt werden, da die Rückstände der Chemikalien das Heilmittel verfälschen und möglicherweise zu einem Gift machen würden. Zum Teil werden die Schwarzkümmelpflanzen im biodynamischen oder »Demeter-Anbau« aufgezogen, d.h. nach anthroposophischen Grundsätzen.

Die Aussaat erfolgt im Herbst, die Ernte im Frühjahr oder Sommer, wenn die Samenkapseln braun werden und die Pflanze beginnt, von unten her abzusterben. Alle Pflanzen werden vor Sonnenaufgang geerntet, weil sonst die Feuchtigkeit des Morgentaus die nächsten Schritte des Verarbeitungsprozesses behindern würde. Die Pflanzen werden auf großen Tüchern in der Sonne ausgebreitet, damit sie auch von innen her austrocknen. Dann springen nach einigen Tagen die Samenkapseln auf, die ähnlich wie Mohnkapseln aussehen. Die Samenkörner fallen heraus, oder sie werden herausgedroschen. Ein Teil wird als Gewürz verkauft, aus den anderen wird in einer Ölmühle das Öl herausgepreßt. Für Schwarzkümmel-Heilmittel werden also ausschließlich die Samen der Pflanze gebraucht.

Das Öl darf nur kalt den Samen entzogen werden, denn die wichtigen ungesättigten Fettsäuren würden durch Hitze zerstört. Die meisten Produzenten verwenden sehr viel Sorgfalt darauf, dieses Verfahren möglichst schonend zu gestalten und für Sauerstoffabschluß zu sorgen, damit das Öl nicht ranzig wird. Viele Hersteller kontrollieren den gesamten Produktionsvorgang, von der Auswahl des Saatgutes angefangen über den chemiefreien Anbau, den Transport und die Lagerung bis zur Ölgewinnung. Einige Hersteller sind dazu übergegangen, das Öl erst in Deutschland aus den Samen pressen zu lassen, weil sie hier eine bessere Kontrolle haben. Nach der Gewinnung wird das Öl gefiltert und abgefüllt. Im Labor werden regelmäßig Stichproben auf Reinheit und Qualität untersucht. Das ätherische Öl wird nicht gepreßt, sondern durch Wasserdampfdestillation gewonnen.

TIP

Der ganze aufwendige Herstellungsvorgang verursacht natürlich hohe Kosten und macht das Öl relativ teuer. Deshalb lohnen sich Preisvergleiche.

Die vier Produktformen

Schwarzkümmel-Erzeugnisse werden von verschiedenen pharmazeutischen Firmen vertrieben; am einfachsten kann man sie in Reformhäusern, Apotheken oder Gesundheitsläden kaufen. Angeboten werden viererlei Produkte:

- ▶ Schwarzkümmelöl,
- ▶ Schwarzkümmelkapseln (die ebenfalls das Öl enthalten),
- ▶ Schwarzkümmelsamen,
- ▶ ätherisches Schwarzkümmelöl.

Die Samen können Sie auch in Spezial-Gewürzhandlungen und in indischen oder türkischen Lebensmittelgeschäften erhalten. Die Firma Primavera bietet sowohl ägyptisches als auch syrisches Schwarzkümmelöl an – beide Sorten stammen von der gleichen Pflanze *Nigella sativa*. Das syrische Öl schmeckt etwas milder und erfrischender.

Die Firma Primavera vertreibt ein ätherisches Schwarzkümmelöl, also ein sogenanntes Duftöl, das man zur Verbesserung des Raumklimas oder auch zum Inhalieren verdunsten läßt. (Siehe Adressenverzeichnis am Ende des Buches.)

Ätherische Öle wie z.B. Rosenöl werden aus Blüten gewonnen. Majoranöl aber wird aus den Blättern gepreßt, Ingweröl aus den Wurzeln der Ingwerpflanze, Orangenöl aus der Schale der Frucht, und ätherisches Schwarzkümmelöl gewinnt man aus den Samen.

Dieses Öl wirkt sowohl keimtötend und entzündungshemmend als auch anregend und belebend sowie krampflösend. Es darf nicht eingenommen werden, da es stark konzentriert ist und die Schleimhäute angreifen könnte. Ätherische Öle können Sie in Drogerien und Esoterik-Läden kaufen.

HINWEIS

Lesen Sie vor dem Kauf die Angaben auf der Packung, oder fragen Sie den Verkäufer, was das Präparat außer Schwarzkümmel noch alles enthält. Oft sind Vitamine oder Mineralien hinzugefügt. Überlegen Sie, ob Sie die genannten Zusatzstoffe wirklich brauchen und in Kauf nehmen wollen. Lesen Sie die Mengenangaben. Prüfen Sie, welches Präparat für Ihre Zwecke am sinnvollsten ist: Brauchen Sie etwas zum Einnehmen oder zum Einreiben? Was können Sie am besten schlucken, was am besten auf der Haut vertragen? Bitten Sie auch, einmal an dem Öl riechen zu dürfen – manchen Menschen sagt der Geruch nicht zu.

Schwarzkümmel als Hausmittel

Neben Ihrem Schwarzkümmelvorrat im Gewürzschränkchen sollten Sie auch eine Flasche Schwarzkümmelöl als »Erste Hilfe« in Ihrer Hausapotheke haben. Auf den folgenden Seiten finden Sie Vorschläge, wie Sie die verschiedensten Beschwerden mit Schwarzkümmel lindern oder heilen können. Diese Ratschläge dürfen jedoch nicht den Arzt ersetzen.

Bei ernsthaften Krankheitserscheinungen suchen Sie also bitte immer Ihren Haus- oder Facharzt auf. Bis zu Ihrem Arztbesuch können Sie sich mit Hilfe von Schwarzkümmel Linderung verschaffen. Fragen Sie Ihren Arzt, ob Sie den Heilungsvorgang durch Einnehmen oder Auftragen von Schwarzkümmel unterstützen können.

Wenn es sich um geringfügige Alltagsprobleme handelt, die Sie bereits kennen, schlagen Sie die nachfolgenden Seiten im Teil »Behandlung einzelner Beschwerden« nach, und lesen Sie, wie Sie sich mit Schwarzkümmel selbst helfen können. Nehmen Sie Schwarzkümmel auch zur Vorbeugung, wenn z.B. die Erkältungszeit wieder herannaht oder die Urlaubszeit Gefahren wie Sonnenbrand oder Magenverstimmung befürchten läßt.

Anwendungsformen

Schwarzkümmel nimmt unter den Heilmitteln deswegen eine Sonderstellung ein, weil man es sowohl innerlich als auch äußerlich anwenden und somit in vielen Fällen die Wirkung verstärken kann.

Von innen: Bei regelmäßiger Einnahme über längere Zeit hindurch beeinflußt Schwarzkümmel die grundlegende Struktur der Körperzellen. Diese Veränderungen gehen schrittweise vor sich, so daß sie erst allmählich nach außen hin sichtbar werden. Um Mangelerscheinungen und den daraus entstehenden Krankheiten vorzubeugen, kann man Schwarzkümmel z.B. trinken, indem man das Öl mit etwas Flüssigkeit zu sich nimmt oder sich aus den Samen einen Schwarzkümmel-Tee kocht. Man kann ihn auch als Kapsel oder Öl einnehmen.

Von außen: Schwarzkümmel kann man in Form von Öl oder Salbe auftragen. Man kann die schmerzenden oder juckenden Hautstellen betupfen oder einreiben. Man kann Kompressen oder Umschläge machen, ätherisches Schwarzkümmelöl inhalieren oder ein Schwarzkümmel-Bad nehmen.

Nachstehend werden einige Anwendungen ausführlich beschrieben.

Baden

Um einen erkrankten **Finger** zu baden, verrühren Sie einen Teelöffel Schwarzkümmelöl in einem Becher warmen Wassers. Halten Sie den Finger etwa zehn Minuten lang hinein. Wiederholen Sie das Bad alle zwei Stunden.

Für ein **Sitzbad** füllen Sie eine Kinderbadewanne oder eine große Waschschüssel mit warmem Wasser und verrühren darin acht Eßlöffel Schwarzkümmelöl. Sie können auch acht Teelöffel gemahlenen Schwarzkümmelsamen mit kochendem Wasser übergießen, zehn Minuten lang ziehen lassen und dann dem Badewasser zusetzen.

Setzen Sie sich für zehn Minuten hinein. Bewegen Sie sich ab und zu. Trocknen Sie sich hinterher gut ab, und ziehen Sie sich warm an. Noch besser: Legen Sie sich ins Bett!

Für ein **Fußbad** nehmen Sie eine große Waschschüssel oder einen Eimer voll warmen Wassers und fügen vier Eßlöffel Schwarzkümmelöl hinzu. Oder übergießen Sie vier Teelöffel Schwarzkümmelsamen mit kochendem Wasser, und lassen Sie dies zehn Minuten lang ziehen. Wiederholen Sie das Bad dreimal täglich.

Betupfen/Auftragen

Geben Sie aus der Schwarzkümmelöl-Flasche einen Tropfen Öl auf Ihren kleinen Finger oder zwei Tropfen auf ein Wattestäbchen. Tragen Sie damit das Öl vorsichtig auf die zu behandelnde Stelle auf. Wiederholen Sie diesen Vorgang jede halbe Stunde.

Das Betupfen ist angebracht bei Pickeln, kleinen verbrannten Hautstellen, Insektenstichen u.ä. Stellen im Gesicht betupfen Sie am besten vor dem Spiegel, weil es sonst leicht danebengeht.

Dampfbad

Wenn Sie die Struktur Ihrer Gesichtshaut verbessern wollen, eignet sich vor allem das ätherische Schwarzkümmelöl. Schütten Sie einen halben Liter kochendes Wasser in eine Schüssel, und verrühren Sie es mit acht Tropfen des ätherischen Öls. Setzen Sie sich vor die Schüssel, beugen Sie das

Gesicht darüber, und hängen Sie ein großes Handtuch so über Ihren Kopf und die Schüssel, daß darunter ein geschlossener Raum entsteht und nichts von dem aufsteigenden Dampf entweichen kann. Lassen Sie nun den Dampf zehn Minuten lang auf Ihre Gesichtshaut einwirken. Trocknen Sie hinterher Ihr Gesicht ab, und cremen Sie es ein.

Einnehmen

Nehmen Sie zwei Kapseln Schwarzkümmelöl (bei Klein- oder Schulkindern genügt eine Kapsel) mit einem Schluck Flüssigkeit, wie z.B. Tee, Kaffee, Saft oder Mineralwasser, ein. Schlucken Sie die Kapseln mit der Flüssigkeit zusammen hinunter. Trinken Sie noch ein oder zwei Schlucke hinterher, damit die Kapseln besser die Speiseröhre hinunterrutschen. Oder nehmen Sie vom Schwarzkümmelöl einen Teelöffel voll in den Mund, und schlucken Sie es hinunter. Am Anfang kann es sein, daß Ihr Stuhl weicher und breiig wird. Das kommt, weil jedes Öl im Körper den Stuhl gleitfähiger macht. (Denken Sie an Rizinus-Öl!) Diese Wirkung verliert sich nach ein bis zwei Tagen.

In vielen Fällen wird im Nachschlageteil (ab Seite 30) eine Langzeiteinnahme empfohlen. Am besten sehen Sie dafür immer die gleiche Tageszeit vor. Legen Sie sich einen Zettel mit den genauen Einnahmezeiten auf den Eßtisch. Falls Sie noch andere Medikamente nehmen, benutzen Sie einen Vorratsbehälter, in dem die Dosis für jeden Morgen, Mittag und Abend bereits passend bereitliegt.

Gesichtsmaske

Sie können sich eine Gesichtsmaske machen, indem Sie einen Eßlöffel Ihrer normalen Gesichtscreme mit einem Teelöffel Schwarzkümmelöl gut vermischen.

Streichen Sie nun die Creme aufs Gesicht, und lassen Sie sie zehn Minunten lang einwirken. Entfernen Sie die Reste mit warmem Wasser. Eine Maske feuchtet die angespannte Haut an und beruhigt sie; und sie öffnet die Poren, so daß Eiter und Giftstoffe aus der Haut heraustreten können.

Gurgeln

Vermischen Sie ein halbes Glas warmes Wasser mit zwei Teelöffeln Schwarzkümmelöl. Nehmen Sie davon einen Schluck in den Mund, legen Sie den Kopf nach hinten, öffnen Sie den Mund leicht, und stoßen Sie den Atem durch das Wasser hindurch aus. Durch das Verändern der Mundöffnung und der Zungenstellung können Sie den »Wasserstand« ändern und verschiedene Teile des Rachens behandeln. Beim Gurgeln kommt es darauf an, daß der Schwarzkümmel mög-

lichst oft und ausgiebig mit den Schleim-
häuten in Hals und Kehle in Berührung
kommt. Gurgeln Sie bei akuten Halsbe-
schwerden anfangs jede Stunde, bei abklin-
genden Beschwerden viermal täglich.

Inhalieren

Diese Behandlungsweise ist angebracht bei
allen Atemwegserkrankungen, wie z.B.
Husten oder Bronchitis. Zum Inhalieren
eignet sich vor allem das ätherische
Schwarzkümmelöl. Schütten Sie einen halben Liter kochendes Wasser in eine
Schüssel oder in ein Inhaliergerät, und verrühren Sie es mit sechs Tropfen des ätherischen Öls. Wenn Sie kein Inhaliergerät
haben, setzen Sie sich vor die Schüssel,
neigen Sie den Kopf darüber, und hängen
Sie ein großes Handtuch so über Ihren Kopf
und die Schüssel, daß darunter ein geschlossener Raum entsteht und nichts von
dem aufsteigenden Dampf entweichen
kann. Atmen Sie nun acht Minuten lang
den Dampf ein. Trocknen Sie hinterher Ihr
Gesicht ab.

Massage

Da Schwarzkümmelöl die Haut strafft und
kräftigt, lohnt sich eine regelmäßige Kör-
permassage damit. Vermischen Sie
20 Milliliter Weizenkeimöl mit derselben
Menge Schwarzkümmelöl. Geben Sie

davon eine kleine Menge in Ihre Hände,
und beginnen Sie mit der Massage. Legen
Sie ein altes Hand- oder Bettuch unter,
denn das Öl hinterläßt leicht Fettflecken.

Mundspülung

Nehmen Sie eine Tasse mit warmem Wasser
oder Tee, und fügen Sie einen Teelöffel
Schwarzkümmelöl hinzu. Alternativ geben
Sie zwei Teelöffel voll gemahlenen
Schwarzkümmelsamen in eine Tasse,
übergießen Sie sie mit kochendem Wasser,
und lassen Sie das Gewürz zehn Minuten
lang ziehen. Nehmen Sie davon einen
Schluck, bewegen Sie die Flüssigkeit mit
der Zunge im Mund, und saugen Sie sie
durch die Zähne, so daß das Innere des
Mundes und das Zahnfleisch überall
bespült werden. Spucken Sie die Flüssigkeit
nach zwei Minuten aus, und wiederholen
Sie diesen Vorgang.

Nasenspülung

Bei akutem Schnupfen mischen Sie einen
Teelöffel Schwarzkümmelöl in einen Eierbecher voll warmen Wassers und geben es
in ein Schnabelkännchen bzw. etwas davon
in die hohle Hand. Halten Sie nun das linke
Nasenloch zu, und ziehen Sie die Mischung
durch das rechte Nasenloch hoch. Dann
halten Sie das rechte Nasenloch zu und
ziehen die Mischung durch das linke hoch.

Wiederholen Sie diesen Vorgang dreimal. Durch das Hochziehen kommen die Schleimhäute in der Nase mit dem Schwarzkümmel in Berührung, das Sekret wird ausgespült, die Schleimhautzellen beruhigen sich.

Ölkauen

Durch Ölkauen können die verschiedensten Krankheiten behandelt und ausgeheilt werden. Es dient der Entgiftung des Körpers und verbessert die Stoffwechselverhältnisse sowie das Allgemeinbefinden ganz wesentlich. Es hat keine schädlichen Nebenwirkungen. Wenn Sie viermal am Tag Öl kauen, lassen akute Erkrankungen bereits in wenigen Tagen nach. Bei chronischen Leiden kann es mehrere Monate dauern, bis die Beschwerden verschwinden. Zur Vorbeugung ist eine Anwendung täglich (am besten vor dem Frühstück) ausreichend.

Anwendung: Vermischen Sie einen Teelöffel kaltgepreßtes Pflanzenöl (z.B.

WARNUNG

Das Öl darf auf keinen Fall hinuntergeschluckt, sondern muß ausgespuckt werden. Danach putzen Sie gründlich die Zähne, spülen Sie den Mund aus, und reinigen Sie das Waschbecken, damit alle Gifte und Krankheitskeime restlos entfernt werden.

Sonnenblumen- oder Distelöl) mit einem Teelöffel Schwarzkümmelöl, nehmen Sie es in den Mund, und kauen Sie es fünfzehn bis zwanzig Minuten lang regelrecht durch. Bewegen Sie es im Mund, und saugen Sie es durch die Zähne. Das Öl wird dabei dünnflüssig und weiß; es entzieht dem Körper allerlei Toxine und Mikroben. Ist die Flüssigkeit beim Ausspucken gelb, so ist das ein Zeichen dafür, daß Sie nicht lange genug gekaut haben.

Ölkauen kann helfen zur Festigung lockerer Zähne, bei Zahnfleischbluten und Parodontose, bei Zahnschmerzen, Kopfweh, Erkältungen und Bronchitis, bei Appetitlosigkeit und Arthrosen. Es lindert Leberkrankheiten, rheumatische Beschwerden, Herz- und Nierenbeschwerden, Hauterkrankungen, Schlafstörungen, Blutkrankheiten, Magen- und Darmbeschwerden, Frauenerkrankungen, Nervenleiden, Lähmungen und Lungenerkrankungen.

Umschläge, Wickel, Kompressen

Gießen Sie einen Liter heißes Wasser in eine Schüssel oder ins Waschbecken, und verrühren Sie darin sechs Eßlöffel Schwarzkümmelöl. Sie können auch sechs Teelöffel gemahlene Schwarzkümmelsamen mit einem Liter kochenden Wassers übergießen und zehn Minuten lang ziehen lassen. Tauchen Sie dann ein baumwollenes Taschentuch in die Lösung. Wringen Sie es

aus, und legen Sie es auf den Abszeß bzw. die verbrannte oder allergisch gerötete Hautstelle. Lassen Sie es dort zehn Minuten lang liegen. Wenn Sie sich während dieser Zeit bewegen wollen, binden Sie das Tuch mit einem Schal o.ä. fest, so daß es nicht herunterrutschen kann. Wiederholen Sie diese Behandlung alle zwei Stunden.
Eine Kompresse ist ein kleineres Tuch, z.B. ein zusammengefaltetes Stück Verband-mull, mit dem Sie genauso verfahren. Man kann Kompressen bei Augenentzündungen verwenden.

Übersicht der häufigsten Anwendungsarten.

→ **Baden** *bei Blasenentzündung, Fußschweiß.*

→ **Betupfen** *bei Akne, Ekzemen, Hautkrank-heiten, Insektenstichen, Mitessern, Ohrentzündung, Pickeln, Sonnenbrand.*

→ **Dampfbad** *zur Gesichtspflege, bei Stirnhöhlenvereiterung.*

→ **Einnehmen** *bei allen Beschwerden.*

→ **Einreiben** *bei Arthritis, Rheumatismus, Schuppenflechte, Krätze.*

→ **Gurgeln** *bei Halsschmerzen, Mandelentzündung.*

→ **Inhalieren** *bei Asthma, Bronchitis, Husten.*

→ **Massage** *bei Haarproblemen.*

→ **Mundspülung** *bei Zahnfleischreizungen.*

→ **Nasenspülung** *bei Schnupfen.*

→ **Ölkauen** *bei Zahnfleischreizungen, Halsentzündung.*

→ **Umschläge, Wickel, Kompressen** *bei Abszessen, Augenschmerzen, zur Gesichts-pflege, bei Hämorrhoiden, Neurodermitis, Nierensteinen, Prostata-Beschwerden.*

HINWEIS

Es kann vorkommen, daß sich Ihre Beschwer-den zunächst kurzfristig verschlimmern; dies geschieht bei manchen Naturheilmethoden und ist als »Erstverschlimmerung« bekannt. Erschrecken Sie nicht! Die Erstverschlim-merung zeigt, daß der Körper auf die neue Behandlungsweise reagiert und sich darauf einstellt. Ihre Schwarzkümmel-Anwendung sollte deshalb nicht abgebrochen werden.

Schwarzkümmel als Gewürz in der Küche

In Indien und in den arabischen Ländern wird Schwarzkümmel häufig als Gewürz verwendet. Es gibt den Speisen einen angenehm herzhaften Geschmack und hilft beispielsweise Kohlgerichte besser zu verdauen. Schwarzkümmel verlängert auch die Haltbarkeit; darum benutzt man ihn zum Einlegen von Essiggemüse, dem man einen Löffel voll Schwarzkümmelsamen beifügt. Lassen Sie sich nicht durch die dunkelbraune Farbe des Öls und der Samen stören.

Die Samenkörner des Schwarzkümmels können Sie auch mahlen, wenn sie Ihnen zu grob sind. Sicher haben Sie eine Pfeffermühle (grob), eine Kaffeemühle (fein) oder einen Mörser im Hause.

Erste Versuche

Für einen ersten Versuch ist es am einfachsten, wenn Sie mit einem Getränk experimentieren: Geben Sie ein paar Tropfen Schwarzkümmelöl in ein Glas Saft oder in einen Becher Früchtetee. Das macht den Geschmack noch aromatischer.

Oder tun Sie eine Prise fein gemahlenen Schwarzkümmelsamen mit in Ihren Kaffeefilter beim Aufgießen. Viele Menschen mögen einen solchen »aromatisierten« Kaffee besonders gern.

Für Teetrinker besteht die Möglichkeit, sich aus gemahlenen Schwarzkümmelsamen einen Tee aufzugießen, dem Sie je nach Ihrem persönlichen Geschmack noch andere Gewürze, Sahne oder Honig beimischen können.

Nehmen Sie einen Eßlöffel Samen auf ein Glas Wasser. Wenn Ihnen die Beimischung nachher nicht schmeckt, können Sic schlimmstenfalls den Kaffee oder Tee wegschütten.

Nun versuchen Sie es mit einer Suppe. Füllen Sie eine Tasse voll ab, und geben Sie tropfenweise Schwarzkümmelöl hinzu, bis Ihnen der Geschmack zusagt. Dann probieren Sie, wieviel Sie für den ganzen Suppentopf brauchen. Ähnlich können Sie mit einem Eintopfgericht verfahren.

Sehr gern wird Schwarzkümmel auch zum Würzen von Rohkost und Salaten genommen. Sie können entweder die Samen darüberstreuen oder etwas Schwarzkümmelöl an die Salatsoße geben.

Etwas schwieriger wird es bei Gemüse-gerichten, weil Sie hier die Samen mitko-chen, so daß der Geschmack in das Gemüse einzieht. Hierbei müssen Sie schon zu Beginn eine ungefähre Vorstellung davon haben, wieviel Sie etwa brauchen.

Dasselbe gilt für Aufläufe oder Eintopf-gerichte wie z.B. Irish Stew. Gerade zu Kohl, aber auch zu Rüben oder Schwarzwurzeln paßt der Schwarzkümmelgeschmack ausge-zeichnet. Anhaltspunkte geben auch die nachfolgenden Rezeptvorschläge.

TIP

Wenn Sie die aufgeführten Rezepte ausprobie-ren wollen, nehmen Sie dazu möglichst frische, naturbelassene Lebensmittel vom Biomarkt, direkt vom Erzeuger oder aus dem eigenen Garten.

Rezepte für Fortgeschrittene

Experimentieren Sie gern in Ihrer Küche? Dann versuchen Sie einmal, Essiggemüse selbst herzustellen oder ein Gemüse-Aspik! Vielleicht haben Sie auch schon selbst Wurst gemacht? In allen drei Fällen bringt ein Löffel voll Schwarzkümmelsamen oder ein Schuß Schwarzkümmelöl Abwechslung in Ihren Speisezettel.

Bei Fleischgerichten haben Sie etwas mehr Mühe, denn Schwarzkümmelöl eignet sich

nicht zum Braten, kann jedoch anderem Öl als Geschmacksverbesserer beigemischt werden. Damit sollte man den Braten regel-mäßig begießen, bis er gar ist. Ihre Frika-dellen werden besonders pikant, wenn Sie etwas Schwarzkümmel hinzufügen.

Sobald Sie etwas sicherer im Abmessen der Gewürzportionen sind, können Sie sich auch ans Backen wagen. Ob es sich nun um Brot, Brötchen oder feineres Gebäck han-delt, mischen Sie doch einmal etwas grob- oder feingemahlene Schwarzkümmelkörner mit unter den Teig. Oder streuen Sie sie oben auf das Backwerk, bevor Sie es in den Ofen schieben (ähnlich wie Sesamsamen). Setzen Sie Ihrer Familie oder Ihren Gästen auch einmal eine Schwarzkümmel-Pizza vor!

Wenn Sie Schwarzkümmelsamen gemahlen oder ungemahlen auf den Rettich streuen oder unter den Quark mischen, bekommen Sie einen Brotbelag mit einer neuen, pikan-ten Geschmacksnote.

Überall, wo Sie normalerweise Pfeffer ver-wenden, können Sie statt dessen auch Schwarzkümmelsamen nehmen. Sie schmecken etwas bitterer, aber nicht so scharf wie Pfeffer. Sehr viele indische Ge-richte werden mit Schwarzkümmel zuberei-tet, aber auch in unseren Breiten vertragen sich Hülsenfrüchte wie Linsen, Erbsen oder weiße, braune oder schwarze Bohnen sehr gut mit diesem Gewürz.

Schwarzkümmel-Aspik

Zutaten

3 Möhren (Karotten)
200 g Hühnerfleisch (oder Speck, Corned-beef, Thunfisch)
3 Eier
3 Essiggurken
6 Blatt Gelatine (oder 1 Päckchen gemahlene Gelatine)
$1/2$ Liter Fleischbrühe (evtl. Fertigprodukt),
2 Eßlöffel Schwarzkümmelsamen
Zum Verzieren! Dill oder Basilikum.

Kochen Sie die Möhren und das Fleisch gar, die Eier hart. Schneiden Sie die Möhren, Gurken und Eier in Scheiben, das Fleisch in Würfel. Weichen Sie die Gelatine 5 Minuten lang in der kalten Fleischbrühe ein, erwärmen Sie sie dann unter ständigem Rühren auf der Herdplatte (nicht kochen!). Wenn die Gelatine aufgelöst ist, geben Sie das Gemüse, das Fleisch und die Schwarzkümmelsamen hinzu. Verteilen Sie die Masse auf mehrere Tassen (soviel, wie Personen zum Essen kommen). Stellen Sie die Tassen kalt, und stürzen Sie den Aspik vor dem Essen auf kleine Teller. Verzieren Sie jede Portion mit einem Blatt Basilikum oder einem Dillzweiglein.

Schwarzkümmel-Pfannkuchen (für 4 Personen)

Zutaten

250 g Mehl
4 Eier
3 Eßlöffel Schwarzkümmelsamen
Salz
Zucker
150 g Fett
$3/8$ Liter Milch,
Für den Belag: 1 kg Äpfel oder 300 g Speck oder ein anderer Belag

Sieben Sie das Mehl in eine Schüssel. Drücken Sie in die Mitte eine Kuhle, und geben Sie das Eigelb und das Eiweiß von den vier Eiern hinein. Verrühren Sie es von der Mitte her mit dem Mehl. Geben Sie nach und nach die Milch hinzu, bis Sie einen gleichmäßigen Teig haben. Mahlen Sie den Schwarzkümmel möglichst fein, und geben Sie ihn mit je einer Prise Salz und Zucker in den Teig. Schneiden Sie die Äpfel in Scheiben und die Scheiben nochmals in Viertel. Braten Sie die Apfelstücke in einer Pfanne mit etwas Fett an. Geben Sie den Teig hinzu. Wenn die Unterseite goldgelb ist, geben Sie nochmals etwas Fett in die Pfanne, und wenden Sie den Pfannkuchen.

Auf dieselbe Weise können Sie den Pfannkuchen auch mit Speck oder einem Belag Ihrer Wahl backen.

Lottis Früchtebrot

Zutaten
50 g Mehl
3 Eßlöffel Kakao

100 g gehackte Haselnüsse
100 g gehackte Mandeln
150 g Orangeat
50 g Zitronat
2 Eßlöffel gemahlenen Schwarzkümmelsamen
1 Teelöffel Zimt
je eine Prise gemahlene Nelken,   Ingwer,
Muskat, Koriander
100 g Zucker
100 g Honig
Zum Verzieren: Puderzucker

Vermischen Sie Mehl, Kakao, Nüsse,
Mandeln und Gewürze miteinander.
Verrühren Sie Zucker und Honig miteinan-
der, und erwärmen Sie diese Masse lang-
sam, bis sich der Zucker aufgelöst hat.
Mischen Sie diese Masse unter den Teig.
Legen Sie eine Springform (25 cm Ø) mit
Backpapier aus, füllen Sie den Teig hinein,
und streichen Sie ihn glatt. Heizen Sie den
Backofen auf 150° Celsius vor, und backen
Sie den Kuchen ca. 30 Minuten lang.
Nehmen Sie ihn aus der Form, lassen Sie
ihn abkühlen, und streuen Sie Puderzucker
darüber.

Reisfleisch mit Schwarzkümmel

Zutaten
1 Pfund Hühnerfleisch
2 große Paprikaschoten
250 g Zwiebeln
1 Pfund Tomaten
50 g durchwachsener Speck
$1/2$ Liter Fleischbrühe
Fett zum Braten
3 Eßlöffel gemahlenen Schwarzkümmelsamen
Salz, Pfeffer, Basilikum (frische Blätter,
gehackt)
250 g Langkornreis
$1/2$ Liter Wasser

Kochen Sie das Hühnerfleisch, und schneiden Sie es in Würfel. Waschen, entstielen
und entkernen Sie die Paprikaschoten, entfernen Sie die weißen Scheidewände im
Innern, und schneiden Sie die Schoten in
Stücke. Ziehen Sie die Zwiebeln ab, und
schneiden Sie sie in kleine Würfel. Legen Sie
die Tomaten kurze Zeit in kochendes Wasser,
enthäuten Sie sie, und schneiden Sie die
Stengelansätze heraus. Schneiden Sie den
Speck in kleine Würfel, und braten Sie ihn
in der Pfanne an. Geben Sie Paprika und
Zwiebeln hinzu, und lassen Sie sie etwa
zehn Minuten lang schmoren. Geben Sie die
Fleischbrühe, die Tomatenviertel und das
Fleisch hinzu, und schmecken Sie das Ganze
mit den Gewürzen ab. Kochen Sie den Reis
in Wasser gar, und rühren Sie die Gemüse-
Fleisch-Mischung aus der Pfanne darunter.

Behandlung einzelner Beschwerden

Abszeß

Ein Abszeß ist eine eitrige Entzündung, bei der der Eiter nicht abfließen kann und sich im Gewebe ansammelt. Schwarzkümmel bindet die Gift- und Abfallstoffe und beruhigt die Haut. Verrühren Sie einen Teelöffel voll Schwarzkümmelöl mit einem halben Liter warmem Wasser, tränken Sie ein Baumwolltaschentuch damit, wringen Sie es aus, und legen Sie es auf den Abszeß. Lassen Sie cs etwa acht Minuten lang einwirken. Wiederholen Sie diese Behandlung stündlich.

Akne

Bei Akne entstehen eitrige Pickel, weil die Talgdrüsen in der Gesichtshaut verstopft sind und sich entzünden. Mischen Sie einen Eßlöffel Ihrer normalen Gesichtscreme mit acht Tropfen Schwarzkümmelöl, und tragen Sie die Mischung auf die Gesichtshaut auf.

Wiederholen Sie diese Behandlung dreimal täglich. Nehmen Sie über drei bis vier Monate hinweg täglich dreimal einen Teelöffel voll Schwarzkümmelöl oder zwei Kapseln ein.

(Weitere Ausführungen zur Akne finden Sie im Abschnitt »Wirksamer Hautschutz«, Seite 10.)

Allergien

Bei Allergien reagiert das Immunsystem übersteigert auf Reize, die von außen kommen, wie z.B. Blütenstaub, Hausstaubmilben oder Katzenhaare. Schwarzkümmel kann diese Fehlreaktion abbauen.

Bei akuten Hautbeschwerden schauen Sie weiter hinten unter »Hautkrankheiten« nach, bei Heuschnupfen unter »Schnupfen«. Um die Bereitschaft Ihres Körpers zu allergischen Reaktionen abzubauen, nehmen Sie drei Monate lang dreimal täglich einen Teelöffel voll Schwarzkümmelöl oder zwei Kapseln ein.

TIP

Wenn Sie unter Pollenallergie leiden, wissen Sie ja vorher, wann die allergieauslösenden Pflanzen blühen. Beginnen Sie zwei Monate vorher – besser bereits ab Februar – vorbeugend mit dem Einnehmen von Schwarzkümmel.

Alterserscheinungen

Viel von der Unbeweglichkeit und Steifheit des Alters ist auf die Verlangsamung des Kreislaufs und einen entsprechenden Verlust an Muskelspannkraft zurückzuführen. Schwarzkümmel erweitert die Blutgefäße und regt den Kreislauf an. Nehmen Sie über drei bis vier Monate hinweg regelmäßig dreimal täglich einen Teelöffel voll Schwarzkümmelöl oder zwei Kapseln ein. Sie werden sich nach dieser Zeit beweglicher und gelenkiger fühlen.

Appetitlosigkeit

Der Wirkstoff Nigellin im Schwarzkümmel regt die Verdauungssäfte in Magen und Darm an und fördert so den Appetit. Nehmen Sie bei häufiger oder ständiger Appetitlosigkeit zwei bis drei Monate lang dreimal täglich einen Teelöffel voll Schwarzkümmelöl oder zwei Kapseln.

Arthritis

Mit Arthritis bezeichnet man eine entzündliche Erkrankung der Gelenke. Nehmen Sie anfangs alle zwei Stunden eine Kapsel oder einen Teelöffel voll Schwarzkümmelöl ein, ab dem zweiten Tag dann dreimal täglich. Um die Schmerzen zu lindern, können Sie die betroffenen Gelenke auch mit Schwarzkümmelöl einreiben.

Asthma

Bei Asthma leidet der Patient an Atemnot, weil sich die Bronchien krampfartig verengen. (Weitere Ausführungen zu Asthma finden Sie im Abschnitt »Wohltuend für die Atemwege«.) Gehen Sie zum Arzt!

Schwarzkümmel eignet sich zur unterstützenden Anwendung, er entkrampft und beruhigt die Bronchien. Nehmen Sie zwei bis drei Monate lang dreimal täglich einen Teelöffel voll Schwarzkümmelöl oder zwei Kapseln. Inhalieren Sie mit ätherischem Schwarzkümmelöl. (Das Inhalieren wird ausführlich in dem Abschnitt »Anwendungsformen« erklärt.)

Augenschmerzen

Geben Sie auf einen Eierbecher warmen Wassers drei Tropfen Schwarzkümmelöl, und vermischen Sie beides gründlich. Schließen Sie das schmerzende Auge, und tragen Sie diese Lösung jede halbe Stunde auf das Oberlid auf. Meist lassen die Schmerzen schon nach zwei bis drei Anwendungen nach. Sie können auch Augenkompressen machen. (Über Kompressen können Sie ausführlich in dem Kapitel »Anwendungsformen« nachlesen.)

Das gleiche Verfahren können Sie bei Augenentzündung anwenden. Achten Sie jedoch darauf, daß Sie niemals Schwarzkümmelöl in das Auge hineingeben. Dadurch würden die feinen Häute im Auge zu sehr gereizt, und die Beschwerden würden sich verschlimmern.

Bindegewebsschwäche

Wenn Sie oft Blutergüsse haben oder sich leicht Gelenke verstauchen oder verzerren, geben Sie Ihren Gewebezellen mehr Stabilität durch Einnehmen von Schwarzkümmelöl. Nehmen Sie dreimal täglich einen Teelöffel voll nach den Mahlzeiten in Tee oder Saft verrührt ein. Die Einnahme muß über längere Zeit hinweg regelmäßig erfolgen, denn die Stabilisierung der Bindegewebszellen braucht verständlicherweise einige Zeit.

Blähungen

Zuviel Luft in den Därmen kann eine Begleiterscheinung anderer Krankheiten sein oder auch als Folge von Angst oder Beunruhigung auftreten. Schwarzkümmel normalisiert in jedem Falle die Verdauung.

Nehmen Sie jede Stunde einen Teelöffel voll Schwarzkümmelöl, eventuell in etwas Tee oder Saft, bis die Beschwerden aufhören. Wenn die Blähungen häufiger auftreten, nehmen Sie zwei bis drei Monate lang dreimal täglich einen Teelöffel voll Schwarzkümmelöl oder zwei Kapseln.

Blasenentzündung

Die im Schwarzkümmel enthaltenen Gerbstoffe wirken auf alle Entzündungen, also auch auf Blasenentzündung, hemmend. Wenn Sie allgemein zu Entzündungen neigen, nehmen Sie über drei bis vier Monate hinweg regelmäßig dreimal täglich einen Teelöffel voll Schwarzkümmelöl ein. Im akuten Fall nehmen Sie alle drei Stunden ein Sitzbad in warmem (nicht heißem!) Wasser, dem sie acht Eßlöffel voll Schwarzkümmelöl untergemischt haben. (Über das Sitzbad können Sie im Abschnitt »Anwendungsformen« nachlesen.)

Bluthochdruck

Bluthochdruck tritt häufig im Alter auf, weil sich die Adern durch Kalk- und Cholesterinablagerungen verengt haben. Die ungesättigten Fettsäuren im Schwarzkümmelöl vermindern das Cholesterin und bewirken dadurch eine bessere Durchlässigkeit der Blutgefäße. Nehmen Sie drei Monate lang dreimal täglich einen Teelöffel voll Schwarzkümmelöl oder zwei Kapseln ein.

TIP

Wenn Ihnen der Geschmack des unverdünnten Schwarzkümmelöls nicht zusagt, können Sie Ihre Dosis in einem Becher Tee oder einem Glas Saft verrühren.

Bronchitis

Bronchitis ist eine Entzündung der Schleimhäute in den Bronchien. Dort können sich dann auch leicht Krankheitserreger einnisten. Schwarzkümmelöl weitet die Bronchien, so daß Sie wieder mehr Luft bekommen, bekämpft die Bakterien und löst den Schleim.

Nehmen Sie bei akuten Bronchial-Beschwerden jede Stunde einen Teelöffel voll Schwarzkümmelöl ein. Um Ihren Körper widerstandsfähig gegen Erkältungskrankheiten zu machen, nehmen Sie drei Monate lang dreimal täglich einen Teelöffel voll Schwarzkümmelöl oder zwei Kapseln ein.

Inhalieren Sie mit dem ätherischen Schwarzkümmelöl und trinken Sie Schwarzkümmeltee. (Lesen Sie dazu die ausführlichen Anleitungen im Abschnitt »Anwendungsformen«.)

Brüchige Nägel

Nehmen Sie dreimal täglich einen Teelöffel voll Schwarzkümmelöl nach den Mahlzeiten, in Tee oder Saft verrührt, oder zwei Kapseln. Das stärkt die nachwachsende Nagelsubstanz. Bis der ganze Nagel erneuert ist, dauert es einige Monate, darum nehmen Sie Schwarzkümmel mindestens drei Monate lang ein.

Cholesterin

Cholesterin setzt sich an den Innenwänden der Blutgefäße fest und verengt dadurch ihren Durchmesser immer mehr, so daß sich schließlich das Blut nur noch unter großem Druck hindurchzwängen kann. Diesen Druck muß das Herz ausüben. Wenn das längere Zeit erforderlich ist, kann es zu einer Überanstrengung und schließlich zum Versagen des Herzens führen. Das geschieht vor allem dann, wenn das Herz nicht genügend mit Sauerstoff versorgt wird, weil auch die Herzkranzgefäße nicht mehr durchlässig sind (siehe auch: »Belebend für den Kreislauf«, Seite 12).

Um zu verhindern, daß die Herzkranzgefäße nicht mehr durchlässig sind, nehmen Sie rechtzeitig regelmäßig Schwarzkümmelöl ein, am besten dreimal täglich einen Teelöffel voll. Die ungesättigten Fettsäuren im Schwarzkümmelöl bauen das Cholesterin ab und bewirken, daß die Adern wieder weiter werden und als Folge davon das Blut besser fließen kann.

Chronische Müdigkeit

Chronische Müdigkeit ist erst seit kurzem in der Medizin als eigenes Krankheitsbild anerkannt. Die Ursachen sind noch nicht erforscht. Nehmen Sie dreimal täglich einen Eßlöffel Schwarzkümmelöl oder zwei Kapseln über drei bis vier Monate hinweg.

Darmstörungen

Darmstörungen können sich als Bauch-schmerzen, Blähungen, Durchfall oder Verstopfung äußern. Der Bitterstoff Nigellin im Schwarzkümmel unterstützt die Verdauung und beruhigt die Darmwände. Nehmen Sie bei akuten Beschwerden jede Stunde einen Teelöffel voll Schwarzkümmelöl ein. An den nächsten Tagen nehmen Sie jeweils vor dem Essen einen Teelöffel voll.

Diabetes

Von Diabetes mellitus oder Zuckerkrankheit spricht man, wenn die Bauchspeicheldrüse nicht mehr genügend Insulin für die Zucker-verdauung herstellt. Diabetes gehört in ärzt-liche Behandlung (siehe auch: »Anregend für den Stoffwechsel«, Seite 14).

Der Patient kann durch fett- und kalorienar-me Diät sowie durch viel Bewegung seinen Blutzuckerspiegel niedrig halten, ebenso durch Einnehmen von Schwarzkümmel, der ja die Verdauung unterstützt.

WARNUNG

Besprechen Sie die Einnahme mit Ihrem Arzt. Es hat schon Fälle gegeben, wo die Schwarz-kümmeldosis zu stark war und eine Unter-zuckerung hervorgerufen hat.

Nehmen Sie regelmäßig Schwarzkümmelöl ein, am besten dreimal täglich einen Tee-löffel voll oder zwei Kapseln.

Durchfall

Durchfall kann durch eine Infektion, durch falsche Ernährung oder nervöse Anspan-nung entstehen (z.B. vor Prüfungen). In allen Fällen hilft Schwarzkümmel, die Därme zu beruhigen. Nehmen Sie alle drei Stunden einen Teelöffel voll oder zwei Kapseln ein. Trinken Sie Schwarzkümmel-tee. (Siehe auch unter »Anwendungs-formen«.) Wenn der Durchfall nach zwei Tagen nicht aufgehört hat, müssen Sie unbedingt zum Arzt gehen!

Ekzeme

Ekzeme sind entzündliche Hauterkran-kungen mit roten Stellen, Bläschen und Schuppenbildung. Wie bei allen Hauter-krankungen hilft Schwarzkümmel auch hier.

Bestreichen Sie die erkrankten Stellen mit einer Schwarzkümmel-Lösung, die zur Hälfte aus Wasser und zur anderen Hälfte aus Schwarzkümmelöl besteht. Wenden Sie Schwarzkümmelöl auch innerlich an, indem Sie dreimal täglich einen Teelöffel voll einnehmen oder zwei Kapseln.

Erschöpfung

Nehmen Sie bei Erschöpfung oder chronischer Müdigkeit über drei bis vier Monate hinweg regelmäßig dreimal täglich einen Teelöffel voll Schwarzkümmelöl oder zwei Kapseln. Achten Sie darauf, daß Sie genügend Schlaf bekommen. Machen Sie Entspannungsübungen wie z.B. autogenes Training.

Fieber

Der Körper intensiviert die Wärmeentwicklung, die wir Fieber nennen, weil er eine innere Störung bekämpft. Gehen Sie auf jeden Fall zum Arzt! Schwarzkümmel hilft bei diesem Kampf, indem er das Immunsystem stärkt. Nehmen Sie alle zwei Stunden einen Teelöffel voll Schwarzkümmelöl, bis das Fieber abklingt oder die verursachende Krankheit geheilt ist.

Fußschweiß

Nehmen Sie jeden Tag ein Fußbad in warmem Wasser, das Sie mit einem Eßlöffel Schwarzkümmelöl vermischt haben. (Lesen Sie die ausführliche Anleitung für ein Fußbad im Abschnitt »Anwendungsformen«.) Reiben Sie vor dem Ausgehen und vor längeren Wanderungen die Fußsohlen mit Schwarzkümmelöl ein. Um die Überproduktion der Schweißdrüsen auf ein normales Maß zu reduzieren, bedarf es einer Langzeitbehandlung. Nehmen Sie dreimal täglich einen Teelöffel Schwarzkümmelöl oder eine Kapsel über drei bis vier Monate hinweg.

Gallenkolik

Zu einer Gallenkolik kommt es, wenn der Schließmuskel am Gallenausgang sich verkrampft und die Gallenflüssigkeit nicht mehr abfließen kann. Als erste Hilfe nehmen Sie jede halbe Stunde einen Teelöffel Schwarzkümmelöl ein. Gehen Sie sobald wie möglich zum Arzt, oder rufen Sie den Notarzt.

Gesichtspflege

Schwarzkümmelöl wirkt auf die Gesichtshaut straffend und desinfizierend. Geben Sie einen Teelöffel Schwarzkümmelöl auf einen Liter warmes Wasser, tränken Sie ein Baumwolltaschentuch damit, wringen Sie es aus, und legen Sie es auf die strapazierten Hautstellen, auf Hautunreinheiten, Mitesser, Pickel oder auf rote Stellen, die durch allergische Reaktionen hervorgerufen sind. Das öffnet die Poren und zieht die Bakterien heraus. Lassen Sie das Tuch zehn Minuten lang liegen, und wiederholen Sie die Behandlung täglich. Welke und faltige Haut wird durch regelmäßige Umschläge wieder straffer. Die Haut wird widerstandsfähiger und elastischer, wenn Sie über drei Monate hinweg regelmäßig dreimal täglich einen Teelöffel voll Schwarzkümmelöl oder zwei Kapseln einnehmen. Nehmen Sie regelmäßig ein Gesichtsdampfbad. (Eine ausführliche Anleitung finden Sie im Abschnitt »Anwendungsformen«.)

Grippe

Grippe ist eine Infektionskrankheit mit Kopfschmerzen, Gliederschmerzen und Schnupfen. Schwarzkümmelöl hilft dem Immunsystem, die Grippeviren zu bekämpfen. Nehmen Sie alle zwei Stunden einen Teelöffel voll Schwarzkümmelöl. Wenn die Beschwerden nachlassen, nehmen Sie dreimal täglich einen Teelöffel voll oder zwei Kapseln.

Haarprobleme

Wenn das Haar spröde, trocken und glanzlos ist, liegt das meistens daran, daß die Talgdrüsen nicht richtig arbeiten, was wiederum auf einen Mangel an Hormonen zurückzuführen ist. Massieren Sie die Kopf-

haut eine Viertelstunde vor dem Waschen mit drei Teelöffeln Schwarzkümmelöl. Falls vorhanden, können Sie dies mit einem Teelöffel Birkenöl mischen. Nehmen Sie über drei Monate hinweg regelmäßig dreimal täglich einen Teelöffel voll Schwarzkümmelöl oder zwei Kapseln ein. Auch gegen Haarausfall kann eine solche Schwarzkümmelkur helfen. Sie kann jedoch nicht die Glatzenbildung verhindern, da diese erblich bedingt ist.

Hämorrhoiden

Hämorrhoiden sind krampfaderähnliche, juckende und schmerzende Erweiterungen der Venen am Ende des Darms. Mischen Sie vier Eßlöffel Schwarzkümmelöl mit einem halben Liter warmem Wasser. Tauchen Sie ein Baumwolltaschentuch oder ein Stück zusammengefalteten Verbandmull in diese Lösung, und drücken Sie das überschüssige Wasser hinaus. Legen Sie das Tuch auf die schmerzende Stelle, und lassen Sie es zehn Minuten lang liegen. Nehmen Sie auch Sitzbäder in warmem Wasser, das Sie mit acht Eßlöffeln Schwarzkümmelöl verrührt haben. Gehen Sie dennoch zum Arzt.

Hautkrankheiten

Wenn Ihre Haut trocken und überempfindlich ist und schlecht heilt, wenn kleine Verletzungen oder Pickel sich entzünden und eitern, können Sie zur Linderung der Schmerzen und des Juckreizes die entzündeten Stellen äußerlich behandeln, indem Sie auf hundert Milliliter Weizenkeimöl zwanzig Tropfen ätherisches Schwarzkümmelöl geben. Bestreichen Sie damit die erkrankten Stellen. Wiederholen Sie diese Behandlung dreimal täglich. Zur Verbesserung des Hautzustandes insgesamt ist eine Langzeitbehandlung notwendig. Nehmen Sie über drei bis vier Monate hinweg regelmäßig dreimal täglich einen Teelöffel voll Schwarzkümmelöl ein oder zwei Kapseln (siehe auch: »Wirksamer Hautschutz«, Seite 10).

Husten

Bei Husten sind die Schleimhäute des Rachens und der Bronchien gereizt und sondern mehr Schleim ab als gewöhnlich. Der Körper versucht, diesen Schleim durch Husten hinauszubefördern. Trinken Sie zur Linderung alle zwei Stunden Kamillen- oder Salbeitee, den Sie mit einem Teelöffel Schwarzkümmelöl pro Tasse vermischen. Inhalieren Sie Schwarzkümmeldämpfe. Gurgeln Sie mit einer Schwarzkümmel-Lösung. (Siehe unter »Anwendungsformen«.) Schwarzkümmel erweitert die Bronchien und löst den Schleim. Nehmen Sie zur Verbesserung Ihres Immunsystems über drei bis vier Monate hinweg regelmäßig dreimal täglich einen Teelöffel voll Schwarzkümmelöl oder zwei Kapseln ein.

Immunschwäche

Von Immunschwäche sprechen wir, wenn der Körper nicht genügend Abwehr- und Freßzellen hervorbringen kann, um Infektionen erfolgreich zu bekämpfen. Schwarzkümmel hilft dem Körper, vermehrt solche Abwehrzellen auszubilden.

Nehmen Sie dazu über drei bis vier Monate hinweg regelmäßig dreimal täglich einen Teelöffel voll Schwarzkümmelöl oder zwei Kapseln.

Impotenz

Impotenz kann durch Streß, Umweltgifte, Alkohol, Stoffwechselprobleme, rheumatische Krankheiten oder seelische Ursachen ausgelöst werden. Schwarzkümmel ist von alters her für seine potenzfördernde Wirkung bekannt. Vor allem erweitert er die Blutgefäße auch im Penis.

Verrühren Sie täglich einen Eßlöffel feingemahlenen Schwarzkümmelsamen in Ihre Speisen oder Getränke.

Insektenstiche

Schwarzkümmel bindet das Insektengift, wirkt Entzündungen entgegen und beruhigt die Haut. Rühren Sie eine Mischung aus einem Eßlöffel Schwarzkümmelöl und einer

Tasse lauwarmem Wasser an, und tragen Sie diese auf die betreffende Stelle auf. Wiederholen Sie diese Behandlung regelmäßig.

TIP

Um Mücken fernzuhalten, geben Sie etwas Holzkohle in ein Weihrauchgefäß und bringen sie zum Glühen. Streuen Sie Weihrauchkörner und Schwarzkümmelsamen auf die Holzkohle. Der entstehende Rauch vertreibt die Insekten.

Kieferhöhlenentzündung

Bestreichen Sie von außen die schmerzenden Bereiche jede halbe Stunde mit Schwarzkümmelöl. Dadurch läßt der Schmerz nach, und die Entzündung geht zurück. Um Ihren Körper insgesamt weniger anfällig für Nebenhöhlenentzündungen zu machen, nehmen Sie über drei bis vier Monate hinweg regelmäßig dreimal täglich einen Teelöffel voll Schwarzkümmelöl oder zwei Kapseln.

Konzentrationsschwäche

Wenn das Gehirn nicht genügend durchblutet wird, kann es zu Konzentrationsschwäche, Gedächtnisstörungen und zu Schwindelgefühlen kommen. Konzentrationsschwäche ist eine Ursache von Lernstörungen. Nehmen Sie über drei Monate hinweg täglich dreimal einen Teelöffel voll

Schwarzkümmelöl ein. Verdunsten Sie ätherisches Schwarzkümmelöl, indem Sie etwas kochendes Wasser in eine Duftlampe geben, das darunterstehende Teelicht anzünden und fünf bis sechs Tropfen ätherisches Schwarzkümmelöl hinzufügen. Der Duft belebt vor allem bei schriftlichen Arbeiten.

Kopfschmerzen

Kopfschmerzen können vielerlei körperliche und seelische Ursachen haben. Um Ihre Anfälligkeit für Kopfschmerzen zu verringern, nehmen Sie über drei bis vier Monate hinweg regelmäßig dreimal täglich einen Teelöffel voll Schwarzkümmelöl ein. Wenn

---

TIP

Schnelle Hilfe zur besseren Durchblutung des Gehirns gibt auch die Nasen-Wechselatmung: Verschließen Sie mit dem rechten Zeigefinger sanft das linke Nasenloch (nicht drücken!). Atmen Sie zum rechten Nasenloch ein. Dann verschließen Sie mit dem rechten Daumen das rechte Nasenloch, öffnen dabei gleichzeitig das linke wieder und atmen links aus. Dann atmen Sie links wieder ein. Danach erfolgt wieder der Wechsel: linkes Nasenloch verschließen, mit dem rechten ausatmen und einatmen. Wechseln Sie jedesmal nach dem Einatmen das Nasenloch. Atmen Sie dabei tief und gleichmäßig weiter. Entspannen Sie Kiefer, Gaumen, Nase, Kinn, Mund, Augen und Halsmuskeln.

---

die Kopfschmerzen über Tage hinweg anhalten, gehen Sie zum Arzt.

Krätze

Krätze ist eine Hautkrankheit, die von den Krätzmilben übertragen wird. Diese sind wegen ihrer Kleinheit kaum zu sehen und fressen Löcher und Gänge in die Haut, vor allem in den Hautfalten an Fingern, Handgelenken und unter den Achseln. Dort entstehen dann stark juckende, entzündliche Knötchen. Säubern Sie die Stellen mit Seife, und reiben Sie sie mindestens eine Woche lang mit Schwarzkümmelöl ein. Nehmen Sie außerdem acht Wochen lang dreimal täglich einen Teelöffel Schwarzkümmelöl oder eine Kapsel ein.

Kreislaufbeschwerden

Schwarzkümmelöl erweitert die Blutgefäße. Dadurch kann das Blut wieder besser fließen, und Kreislauf- und Herzbeschwerden lassen nach. Nehmen Sie über drei bis vier Monate hinweg regelmäßig dreimal täglich einen Teelöffel voll Schwarzkümmelöl oder zwei Kapseln ein. Diese Anleitung ist nur für gelegentliches Augenflimmern, kalte Füße oder dergleichen gedacht; grundsätzlich müssen Kreislaufbeschwerden ärztlich behandelt werden. Zu den am weitesten verbreiteten Kreislaufbeschwerden gehören mangelhafte Gehirndurchblutung, die mit

Schwindelgefühlen, Ohrensausen oder Konzentrationsschwäche verbunden sein kann, ferner Durchblutungsstörungen in den Beinen oder Armen, kalte Füße und Hände und »absterbende« Finger.

Leber-Galle-Störungen

Störungen im Bereich von Leber oder Galle zeigen an, daß diese Organe ihre Aufgaben nicht bewältigen können. Schwarzkümmel regt sämtliche Verdauungsorgane an. Nehmen Sie alle zwei Stunden einen Teelöffel voll Schwarzkümmelöl, bis die Beschwerden nachlassen. Wenn Sie öfter einen Druck oder Schmerzen im Bereich von Leber und Galle spüren, sollten Sie zum Arzt gehen. Nehmen Sie unterstützend über drei bis vier Monate hinweg regelmäßig dreimal täglich einen Teelöffel voll Schwarzkümmelöl ein.

TIP

Bei fremder Kost im Urlaub können Sie durch regelmäßiges Einnehmen von Schwarzkümmel Leber-Galle-Störungen vorbeugen.

Magenstörungen

Schwarzkümmelöl fördert die Verdauung und bindet die Schadstoffe, die im Magen entstehen können. Nehmen Sie dreimal täglich direkt vor dem Essen einen Teelöffel voll Schwarzkümmelöl oder zwei Kapseln. Bei akuten Beschwerden nehmen Sie jede Stunde einen Teelöffel voll.

Massage

Da Schwarzkümmel die Haut strafft und kräftigt, lohnt sich eine Massage mit Schwarzkümmelöl. Geben Sie drei Eßlöffel Ihres Massageöls auf eine Untertasse, und mischen Sie es mit drei Eßlöffeln Schwarzkümmelöl. (Lesen Sie mehr über Massage im Abschnitt »Anwendungsformen«.)

Menstruationsbeschwerden

Schwarzkümmelöl wirkt schmerzlindernd, entkrampfend und zellerneuernd vor und während der Menstruation. Nehmen Sie bei akuten Beschwerden alle zwei Stunden einen Teelöffel voll Schwarzkümmelöl ein, danach über drei bis vier Monate hinweg regelmäßig dreimal täglich einen Teelöffel voll oder zwei Kapseln. Trinken Sie Schwarzkümmeltee. (Siehe unter »Anwendungsformen«.)

Migräne

Bei Migräne handelt es sich um einen – oftmals einseitigen – Kopfschmerz, der mit Übelkeit und Lichtempfindlichkeit verbunden ist. Für eine anhaltende Verbesserung des Zustandes ist eine Langzeitbehandlung

notwendig: Nehmen Sie über drei bis vier Monate hinweg regelmäßig dreimal täglich einen Teelöffel voll Schwarzkümmelöl oder zwei Kapseln ein. Mahlen Sie eine Mischung aus einem Eßlöffel Schwarzkümmelsamen, einem Eßlöffel Anis und einem Eßlöffel Nelken ganz fein. Nehmen Sie von dieser Mischung zweimal täglich einen Teelöffel voll in den Mund, speicheln Sie das Pulver gut ein, und schlucken Sie es herunter.

Mitesser

Mitesser entstehen, wenn Talgdrüsen in der Haut sich verstopft und entzündet haben. Betupfen Sie die Mitesser alle zwei Stunden mit Schwarzkümmelöl. Nehmen Sie außerdem über drei Monate hinweg dreimal täglich einen Teelöffel voll Schwarzkümmelöl ein oder zwei Kapseln. Dann wird sich Ihre Hautstruktur insgesamt verbessern, Sie werden jünger aussehen.

Neurodermitis

Neurodermitis ist vermutlich eine allergische Erkrankung, d.h. die Abwehrzellen greifen statt der Krankheitskeime die eigene Haut an. Neurodermitis zeigt sich in roten, juckenden Hautauschlägen. Durch Einnehmen von Schwarzkümmel wird das Immunsystem normalisiert, der Juckreiz gelindert und das Abheilen der betroffenen Hautstellen unterstützt. Nehmen Sie über drei bis vier Monate hinweg dreimal täglich einen Teelöffel voll Schwarzkümmelöl oder zwei Kapseln ein. Bestreichen Sie die erkrankten Hautstellen morgens und abends mit warmem Schwarzkümmelöl (siehe auch: »Lindernd bei Allergien«, Seite 9).

Nierenentzündung

Wie alle Entzündungen, dämmt Schwarzkümmel auch die Nierenentzündung ein. Nehmen Sie über drei bis vier Monate hinweg regelmäßig dreimal täglich einen Teelöffel voll Schwarzkümmelöl oder zwei Kapseln ein.

Nehmen Sie Sitzbäder in warmem (nicht heißem!) Wasser, das Sie mit acht Eßlöffeln Schwarzkümmelöl angereichert haben. Trinken Sie täglich mindestens zwei Liter Flüssigkeit, d.h. Mineralwasser, Säfte oder Kräutertee.

Nierensteine

Nierensteine entstehen aus Mineralsalzen, die normalerweise im Urin gelöst sind. Sie müssen ärztlich behandelt werden. Die Behandlung kann durch Schwarzkümmel unterstützt werden, der bei schmerzhaften Beschwerden krampflösend wirkt. Nehmen Sie über drei bis vier Monate hinweg dreimal täglich einen Teelöffel voll Schwarz-

kümmelöl oder zwei Kapseln ein. Machen Sie täglich einen Nierenwickel. Vermischen Sie dafür zwei Eßlöffel Schwarzkümmelöl mit zwei Eßlöffeln Olivenöl, und erwärmen Sie die Mischung. Geben Sie sie auf ein Baumwolltuch, und bedecken Sie die Nierengegend damit. Lassen Sie das Öl etwa zwanzig Minuten lang einwirken.

Ohrentzündung

Entzündungen des äußeren Gehörganges können Sie von außen behandeln, indem Sie zunächst alle dreißig Minuten einen Tropfen Schwarzkümmelöl vorsichtig mit dem kleinen Finger oder einem Wattestäbchen in den äußeren Gehörgang einführen.

Wiederholen Sie diese Prozedur ab dem zweiten Tag dreimal täglich. Schwarzkümmel läßt die Entzündung zurückgehen. Nehmen Sie außerdem dreimal täglich einen Teelöffel voll Schwarzkümmelöl oder zwei Kapseln ein.

TIP

Legen Sie Ihren Finger vor die Lücke im vorderen Ohrrand, und tasten Sie dann einen Fingerbreit nach unten bis auf den Knochen. Drücken Sie den so gefundenen Punkt ganz leicht pulsierend etwa eine Minute lang. Wiederholen Sie diesen Vorgang am anderen Ohr.

Pickel

Schwarzkümmel verbessert die Hautstruktur, wirkt Entzündungen entgegen und beruhigt die Haut. Betupfen Sie die Pickel alle zwei Stunden mit Schwarzkümmelöl. Machen Sie außerdem eine Schwarzkümmel-Kur, indem Sie über drei Monate hinweg dreimal täglich einen Teelöffel voll Schwarzkümmelöl oder zwei Kapseln einnehmen.

Pilzerkrankungen

Mit »Pilze« sind hier nicht die im Wald wachsenden Pilze gemeint, sondern Kleinstlebewesen, die mit bloßem Auge nicht erkennbar sind und sich auf der Kopfhaut, zwischen den Zehen oder den Fingernägeln und auf anderen Teilen der Haut festsetzen und sie verändern. Schwarzkümmel ist ein wirksames Mittel gegen solche Pilze. Bestreichen Sie die erkrankten Stellen dreimal täglich mit Schwarzkümmelöl. Bestimmte Pilze siedeln sich auch im Darm, in der Scheide oder anderen Körperorganen an. Um diese zu bekämpfen, nehmen Sie dreimal täglich einen Teelöffel voll Schwarzkümmelöl oder zwei Kapseln ein.

Prostata-Beschwerden

Die Prostata-Erkrankung besteht darin, daß die Drüsen der hinteren Harnröhre zu wuchern beginnen und diese mehr oder weniger versperren. Oft entzünden sich diese Stellen auch und jucken. Schwarzkümmel bekämpft den Juckreiz und erweitert die Wände der Harnröhre. Nehmen Sie regelmäßig dreimal täglich einen Teelöffel voll Schwarzkümmelöl oder eine Kapsel ein.

Stellen Sie eine Schwarzkümmel-Lösung her, indem Sie in einem halben Liter Wasser zwei Eßlöffel voll Schwarzkümmelöl verrühren. Feuchten Sie damit ein Baumwolltaschentuch an, und legen Sie es zehn Minuten lang auf die erkrankte Stelle. Wiederholen Sie dies zweimal täglich.

Rheumatismus

Rheumatische Beschwerden können verschiedene Ursachen haben. Doch weiß man aus der Praxis, daß Schwarzkümmel die Schmerzen lindert. Nehmen Sie über drei bis vier Monate hinweg regelmäßig dreimal täglich einen Teelöffel voll Schwarzkümmelöl ein. Reiben Sie unterstützend zusätzlich die schmerzenden Stellen mit Schwarzkümmelöl ein.

Schlafstörungen

Wenn Sie einen unruhigen Schlaf haben, nachts öfter aufwachen oder Alpträume haben, nehmen Sie über drei bis vier Monate hinweg regelmäßig dreimal täglich einen Teelöffel voll Schwarzkümmelöl ein oder zwei Kapseln. Trinken Sie morgens nach dem Aufwachen und abends vor dem Schlafengehen je eine Tasse Schwarz-kümmel-Tee, den Sie auf gemahlenen Schwarzkümmelsamen aufgießen. Wahr-scheinlich können Sie bereits nach einer Woche besser schlafen. (Lesen Sie über Schwarzkümmel-Tee im Abschnitt »Anwen-dungsformen«, S. 20, nach.)

HINWEIS

Für diese und andere Beschwerden gilt: Längeres Einnehmen stabilisiert den Heil-erfolg. Deswegen hören Sie bei den Anzeichen einer Besserung nicht mit der Einnahme von Schwarzkümmel auf, sondern fahren Sie damit noch mindestens zwei Wochen lang fort.

Schnupfen

Geben Sie bei akutem Schnupfen einen Tee-löffel Schwarzkümmelöl auf eine Tasse mit warmem Wasser, und vermischen Sie beides. Halten Sie nun das linke Nasenloch zu, und ziehen Sie die Lösung durch das rechte Nasenloch hoch. Dann halten Sie das rechte Nasenloch zu und ziehen die Lösung durch das linke hoch. Wiederholen Sie das mehr-mals. Um sich gegen Erkältungskrankheiten besser zu schützen, nehmen Sie über zwei bis drei Monate hinweg regelmäßig dreimal täglich einen Teelöffel voll Schwarzkümmel-öl ein oder zwei Kapseln.

Schuppenflechte

Die Ursachen der Schuppenflechte – mit medizinischem Namen Psoriasis – sind noch nicht vollständig erforscht (siehe auch: »Wirksamer Hautschutz«, Seite 10). Man weiß jedoch, daß Schwarzkümmel den Juckreiz lindert und die Haut insgesamt widerstandsfähiger macht. Nehmen Sie über zwei bis drei Monate hinweg regelmäßig dreimal täglich einen Teelöffel voll Schwarz-kümmelöl oder zwei Kapseln ein. Bestreichen Sie die erkrankten Hautstellen dreimal täglich mit Schwarzkümmelöl, oder machen Sie Umschläge damit. (Lesen Sie über Umschläge im Abschnitt »Anwen-dungsformen« nach.)

Schwäche

Wenn Sie schnell ermüden, Ihre Arbeit nicht mehr schaffen und sich schlapp fühlen, kann die Ursache natürlich eine Krankheit sein. Nehmen Sie in jedem Falle über zwei bis drei Monate hinweg regelmäßig dreimal täglich einen Teelöffel voll Schwarzkümmelöl ein. Trinken Sie Schwarzkümmel-Tee. (Siehe den Abschnitt »Anwendungsformen«, S. 20)

Sonnenbrand

Da Schwarzkümmelöl das Hautgewebe stärkt, kann es auch verbrannte Hautstellen zur Heilung anregen. Außerdem lindert es den Juckreiz. Lösen Sie zwei Eßlöffel Schwarzkümmelöl in sechs Eßlöffeln warmen Wassers auf, und tragen Sie diese Mischung am ersten Tag alle zwei Stunden, danach dreimal täglich auf die verbrannten Hautstellen auf.

Stirnhöhlenentzündung

Bestreichen Sie die Stirn jede halbe Stunde von außen mit Schwarzkümmelöl. Dadurch läßt der Schmerz nach, und die Entzündung geht zurück. Gehen Sie zum Arzt. Um Ihren Körper insgesamt widerstandsfähiger gegen Nebenhöhlenentzündungen zu machen, nehmen Sie über drei bis vier Monate hinweg regelmäßig dreimal täglich einen Teelöffel voll Schwarzkümmelöl oder zwei Kapseln.

Verbrennungen

Schwarzkümmel regt das Wachstum neuer Zellen an und sorgt so dafür, daß sich schnell wieder gesunde neue Haut bildet.

Außerdem lindert Schwarzkümmel die Schmerzen und den Juckreiz. Verrühren Sie zwei Eßlöffel Schwarzkümmelöl in sechs Eßlöffeln warmen Wassers, und tragen Sie diese Mischung am ersten Tag alle zwei Stunden, danach dreimal täglich auf die verbrannten Hautstellen auf.

Verstopfung

Wenn es mit dem Stuhlgang nicht mehr klappt, fehlt es dem Darm an Flüssigkeit. Trinken Sie täglich mindestens zwei Liter Flüssigkeit, d.h. Wasser, Säfte oder Kräutertee. Um die Verdauung und die Elastizität des Darms zu verbessern, nehmen Sie alle zwei Stunden einen Teelöffel voll Schwarzkümmelöl ein, bis der Stuhl wieder normal ist. Das Melanthin im Schwarzkümmel wirkt abführend.

Zahnfleischreizungen

Wenn Sie zu wunden Stellen und Reizungen am Zahnfleisch neigen, spülen Sie den Mund nach jeder Mahlzeit mit einer Schwarzkümmellösung und betupfen die schmerzenden Stellen damit. Für die Lösung geben Sie einen Teelöffel Schwarzkümmelöl auf ein viertel Glas lauwarmen Wassers. Weitere Erleichterung bringt Ihnen das Ölkauen, wie es im Abschnitt »Anwendungsformen«, Seite 24 ausführlich beschrieben ist.

Anhang

Literatur

Berger, K.:
Gesund ohne Arzt, Berlin 1997

Linditsch, J.:
*ABC des Schwarzkümmels -
Heilanwendungen,* München 1997

Luetjohann, S.:
Das große Schwarzkümmel-Handbuch
Aitrang, 1997

Meyer-Nachschlagewerk:
*Wie funktioniert das? Der Mensch und
seine Krankheiten,* Mannheim 1973

Schleicher, P.; Saleh, M.:
Natürlich heilen mit Schwarzkümmel,
München 1997

Simons, A.:
Das Schwarzkümmel-Praxisbuch,
München 1997

Adressen

Die folgenden Firmen vertreiben
Schwarzkümmel-Produkte und können
Ihnen Einkaufsquellen in Ihrer Nähe nennen:

Primavera Life, Am Fichtenholz 5,
87477 Sulzberg.

Phyt-Immun-GmbH, Ismaninger Str. 65,
81675 München.

Aromara GmbH, Albtalstr. 24b,
79837 St. Blasien.

Gewürzmühle Brecht GmbH, Ottostr. 1,
76344 Eggenstein.

Brigitte Häberle & Co., Johannesstr. 118,
73614 Schorndorf

Dr. Dünner GmbH, Bahnhofstr. 24,
83052 Bruckmühl

Register

In der Reihe »Mutter Natur« sind im
Urania Verlag ferner erschienen:
Sanfte Behandlung und Pflege mit Teebaumöl
(Nr. 623-1)
Natürlich gesund und aktiv mit Apfelessig
(Nr. 618-5)
Mehr Power durch Nachtkerzenöl (Nr. 621-5)
Lebenskraft tanken mit Weißdorn (Nr. 617-7)
Frisch und munter durch Obst-Enzyme (Nr. 622-3)
Natürlich fit und vital durch die Zauberwurzel
Ginseng (Nr. 619-3)
Vorbeugen und heilen mit der Kraft des Ginkgo
(Nr. 616-9)
Heilen und Pflegen mit den Wirkstoffen des
Grapefruitkerns (Nr. 625-8)
Natürlich stark und gesund durch Knoblauch
(Nr. 620-7)

Mehr Lebensfreude mit Johanniskraut (Nr. 661-4)
Gesund, vital und aktiv mit Kürbiskernöl
(Nr. 663-0)
Natürlich heilen und gesund bleiben mit
Weizengras (Nr. 664-9)
Gesundheit und straffes Gewebe durch Silicium
(Nr. 665-7)
Natürlich heilen und gesund bleiben mit Honig
(Nr. 662-2)

Die Deutsche Bibliothek –
CIP-Einheitsaufnahme

Berger, Karola:
Gesund und schön mit Schwarzkümmel : mit
wertvollen mehrfach ungesättigten Fettsäuren und
natürlichen Vitaminen vorbeugen und heilen /
Karola Berger. – Orig.-Ausg. – Berlin :
Urania, 1998
ISBN 3-332-00660-6

© 1998 by Urania Verlag in der
Dornier Medienholding, Berlin

Umschlaggestaltung:
Rex Verlagsreproduktion, Müchen
Titelbild: Max F. Wetterwald, Offenburg
Lektorat: Dr. Reitter & Partner Verlag GmbH,
85591 Vaterstetten
Satz: Dr. Reitter & Partner Verlag GmbH,
85591 Vaterstetten
Druck: Westermann Druck, Zwickau
Printed in Germany

Gedruckt auf alterungsbeständigem Papier mit
chlorfrei gebleichtem Zellstoff

Originalausgabe
ISBN 3-332-00660-6